現場で役立つ
公衆栄養学実習

－学内編－ 第二版

著　者

橋本加代・福田典子・木林悦子・中出麻紀子

嶋津裕子・林 宏一・郡 俊之・竹市仁美

千歳万里・伊藤裕美

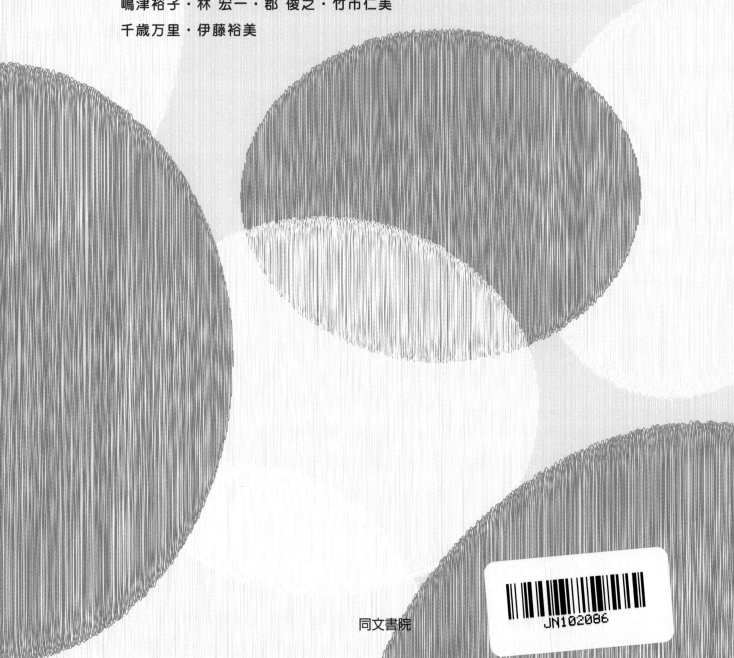

同文書院

JN102086

Authors
執筆者紹介(執筆順)

橋本加代（はしもと　かよ）　元神戸女子大学 准教授，（公社）兵庫県栄養士会 会長
　【学内編】第1章，第4章第4〜7節 ／【学外編】

福田典子（ふくだ　のりこ）　甲子園大学栄養学部 専任講師
　【学内編】第2章第1節

木林悦子（きばやし　えつこ）　園田学園女子大学人間健康学部 准教授
　【学内編】第2章第2, 4節

中出麻紀子（なかで　まきこ）兵庫県立大学環境人間学部 准教授
　【学内編】第2章第2, 4節

嶋津裕子（しまづ　ゆうこ）　兵庫大学健康科学部 准教授
　【学内編】第2章第3節

林　宏一（はやし　こういち）武庫川女子大学食物栄養科学部 教授
　【学内編】第2章第5節

郡　俊之（こおり　としゆき）甲南女子大学医療栄養学部 教授
　【学内編】第2章第5節

竹市仁美（たけいち　ひとみ）神戸女子大学家政学部 教授
　【学内編】第2章第6節，第3章

千歳万里（ちとせ　まり）　神戸松蔭女子学院大学人間科学部 准教授
　【学内編】第2章第6節，第3章

伊藤裕美（いとう　ひろみ）　神戸学院大学栄養学部 准教授
　【学内編】第4章第1〜3節 ／【学外編】

Contents
もくじ

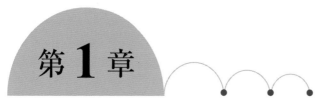

第1章

臨地実習の目的と目標

1. 公衆栄養学臨地実習の目的

　「公衆栄養学」は，高度な専門的知識および技術を持った資質の高い管理栄養士の養成に向けて，地域や職域などにおける保健・医療・福祉・介護システムの栄養関連サービスに関するプログラムの作成・実施・評価を総合的にマネジメントできる能力を養い，栄養疫学，栄養政策の企画・評価，および社会資源の活用や栄養情報の管理，コミュニケーションの管理などの仕組みについて理解することを目的とする。

　このことから，公衆栄養学臨地実習では，保健所および市町村保健センターが果たすそれぞれの役割や業務を理解するとともに，保健所および市町村の行政栄養士が行っている健康づくりや食生活改善に関する情報と提供方法を理解する。また，地区内の健康づくりや食生活の改善・指導，食環境などを通じて，当該地域の食生活改善や健康づくり対策の総合的な進め方について理解を深める。

2. 公衆栄養学臨地実習の目標

　保健所および市町村保健センターが果たす役割や業務を理解するために，当該地域の健康・栄養問題を取り巻くさまざまな情報を収集・分析し，それらを総合的に評価・判定することの大切さを学び，さらに，対象に応じた適切な健康関連サービスを提供するプログラムの企画・実施・評価の過程を通じて，総合的なマネジメントに必要な事項を実践的に学習することを目標とする。

　実習内容は，実習施設により異なるが，大切なことは，事業ごとの学習目標を明確にし，目標達成度の確認・評価を行いながら実習することである。

第2章

公衆栄養学臨地実習の考え方

21世紀を担う高度な管理栄養士となるために必要とされている公衆栄養学臨地実習の教育目標，実習の目的，実習先で学ぶべき具体的な目標等を体系化すると，**図2－1**のようになる。

地域住民の健康づくり及び栄養・食生活の改善を担う管理栄養士の養成

↑

臨地実習（公衆栄養学）　【実習科目】

↑

保健所・保健センター　【実習施設】

↕

「公衆栄養学」においては，地域や職域等における保健・医療・福祉・介護システムの栄養関連サービスに関するプログラムの作成・実施・評価を総合的にマネジメントする能力を養う　【最終目標】

↑

【具体的な教育内容学習目標（知識・態度・スキル）／行動目標】

課題発見（気づき）・問題解決

☆実習施設での気づき

○地方公共団体（県，特別区・市町村）や国単位で健康・栄養問題を考えることの必要性に気づく。

○健康・栄養調査結果などの各種調査結果を収集・整理し，総合的な分析による地域診断の必要性と難しさについて気づく。

○高齢化の一層の進展に伴い，在宅療養者など食の問題を抱え，さまざまな栄養関連サービスを必要とする人が多いことに気づく。

○保健・医療・福祉および介護領域などのほか，農政，産業振興，環境保全などの多領域と有機的かつ効果的な仕組みづくりを進めることの必要性に気づく。

○住民の主体的な参加の重要性と難しさに気づく。

○地域診断の結果から地域の優先的な健康・栄養課題を明確にし，課題の解決に向け，計画の立案・実施・評価のマネジメントサイクルに基づき施策を推進することの重要性に気づく。

↑

専門的知識と技術の統合

☆養成施設で習得したさまざまな知識や技術を使う・観察する。

○法律に基づいて地方公共団体では健康・栄養行政におけるさまざまな施策が実施されていることを知る。

○保健師等の他職種との連携や組織内での管理栄養士の立場と役割について体験する。

○住民への栄養・食生活の改善に関連するさまざまなサービス事業を体験する。

○事業計画の立案・実施・評価に関するマネジメントサイクルのシミュレーションを体験する。

○「健康日本21」「食育基本計画」等の国の施策が，地方公共団体でどのように計画，施策化，実践されているのか学ぶ。

○地域における行政栄養士による健康づくり，および栄養・食生活の改善の基本指針を踏まえ，地方公共団体が行っている具体的な施策の基本指針での位置づけと必要性について学ぶ。

図2－1　公衆栄養学臨地実習体系図

出典）日本栄養士会・全国栄養士養成施設協会編「臨地実習及び校外実習の実際」2014年4月

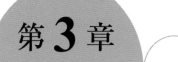

第3章

保健所および保健センター設置の根拠と業務

　公衆栄養学臨地実習先として保健所および市町村保健センターがある。保健所および保健センターの設置根拠法の要点と，それぞれが行っている事業，栄養指導の要点，ならびに行政栄養士による健康づくり，栄養・食生活の改善の基本指針は，以下のとおりである。

1. 保健所

1）設置根拠法

　地域保健法第5条第1項に「保健所は，都道府県，地方自治法（昭和22年法律第67号）第252条の19第1項の指定都市，同法第252条の22第1項の中核市その他の政令で定める市又は特別区が，これを設置する。」と規定されている。

2）保健所が行う事業

　地域保健法第6条で「保健所は，次に掲げる事項につき，企画，調整，指導及びこれらに必要な事業を行う。」と規定されている。

① 地域保健に関する思想の普及及び向上に関する事項

② 人口動態統計その他地域保健に係る統計に関する事項

③ 栄養の改善及び食品衛生に関する事項

④ 住宅，水道，下水道，廃棄物の処理，清掃その他の環境の衛生に関する事項

⑤ 医事及び薬事に関する事項

⑥ 保健師に関する事項

⑦ 公共医療事業の向上及び増進に関する事項

⑧ 母性及び乳幼児並びに老人の保健に関する事項

⑨ 歯科保健に関する事項

⑩ 精神保健に関する事項

⑪ 治療方法が確立していない疾病その他の特殊の疾病により長期に療養を必要とする者の保健に関する事項

地域保健法

⑫ エイズ，結核，性病，伝染病その他の疾病の予防に関する事項

⑬ 衛生上の試験及び検査に関する事項

⑭ その他地域住民の健康の保持及び増進に関する事項

3）保健所における管理栄養士の役割

　保健所は，地域保健法に基づく地域保健の専門的，広域的，技術的拠点であり，健康づくり，栄養，食改善の取り組み拠点となっている。保健・医療・福祉の関係機関と連携・調整を図りながら；事業の企画立案，健康情報の収集，分析，提供，市町村に対する技術的支援，地域保健に携わる人材の育成，資質向上に取り組み，疾病の予防，健康増進，環境衛生等公衆衛生活動の中心機関としての役割を担っている。

　保健所における管理栄養士は，栄養・食生活に関わる諸問題について，専門性の高い知識と技術により，市町村や関係機関などとの広域的調整を行うほか，市町村などのニーズに対応できるよう健康づくりや食生活に関する情報の収集および提供の機能整備に努めている。

　また，管内市町村の健康づくり施策を把握し，適切な調整や情報の提供などを行い，健康日本21都道府県計画および当該市町村の健康づくり施策の推進と充実に努めている。

　さらに，特定多数人に対して継続して食事を提供する特定給食施設に対する栄養改善上必要な指導をはじめとした食環境の整備の推進を図るなど，健康づくり対策を総合的に推進している。

4）保健所における管理栄養士の指導内容

① 広域的・専門的な栄養指導

　広域的または専門的な知識および技術を必要とする病態別栄養相談などを，医療機関やかかりつけ医と連携を図りながら進める。

② 食を通じた社会環境の整備

○給食施設の栄養管理指導

　・給食管理指導等：栄養管理状況調査，巡回個別指導及び集団指導，栄養管理などに携わる管理栄養士・栄養士の指定及び配置の促進を図る。

　・組織の育成：集団給食施設協議会の育成支援を図る。

○栄養関連企業などの指導

　・加工食品の栄養表示基準制度の推進を図るとともに，特別用途食品等の指導，外食栄養成分表示店舗の普及促進を図る。

○地域の栄養ケア等の拠点の整備を図る。

③ 市町村に対する支援

　市町村間の連絡調整を行ったり，市町村栄養士に対して，教育研修を開催したり，新しい栄養技術の提案を行う。

④ 人材の育成

　・食生活改善推進員の育成・支援を行う。

　・各職域の管理栄養士・栄養士の研修会等の実施

・地域活動栄養士の育成・支援に努める。

⑤ **連携体制づくり**

地域内の健康づくりや食生活改善にかかわる組織の連携体制づくりに努める。

2．市町村保健センター

1）設置根拠法

地域保健法第18条第1項に「市町村は，市町村保健センターを設置することができる。」と規定されている。さらに「地域保健対策の推進に関する基本的な指針」（平成6年厚生省告示第374，最終改正：令和4年2月1日厚生労働省告示第24号）において，「市町村は，住民に身近で利用頻度の高い保健，福祉サービスを一体的に実施するため，市町村保健センター等の体制の整備を積極的に推進すること等により，ライフサイクルを通して一貫した保健，医療，福祉サービスを提供することが重要である」ことが示されている。

2）市町村保健センターが行う主な事業

地域保健法第18条第2項で「市町村保健センターは，住民に対し，①健康相談，②保健指導，③健康診査，④その他地域保健に関し必要な事業を行うことを目的とする施設とする。」と規定されている。

3）市町村保健センターにおける管理栄養士の役割

地域保健対策強化のための関係法律の整備に関する法律（平成6年7月1日法律第84号）に基づき，住民に身近で頻度の高い保健サービスについては，生活の場である市町村において一元的かつきめ細かな対応を図ることとされた。

これに伴い，栄養改善法（昭和27年法律第248号）（現・健康増進法）の一部が改正され，従来，都道府県等が行っていた栄養改善業務については，1997（平成9）年4月1日から原則として市町村に移譲されたことから，地域住民への指導や健康日本21の地方計画作成への参画や推進などは，市町村保健センターの栄養士の業務となった。

現在は2013（平成25）年3月29日付けの厚生省健康局がん対策・健康増進課長通知「地域における行政栄養士による健康づくり及び栄養・食生活の改善の基本指針について」（p.8，表3－1）に基づき，実施されている。

4）市町村保健センターにおける管理栄養士の指導内容

① **栄養相談・一般的栄養指導について**

市町村で行う栄養相談指導は，

・母子に関するもの

・学童期・思春期に関するもの

・成人に関するも

・老人に関するもの

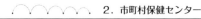

・各種関係機関，地域組織団体から依頼される栄養講習会等

② **住民の健康づくりの一環としての栄養改善**

・健康増進事業（栄養・運動・休養）の実施

　住民が自ら健康づくりに取り組んでいくよう個々人に自覚を促し，日常生活において栄養，運動及び休養のバランスに配慮した生活習慣の確立を図っていけるようにすること。

　このため，健康増進事業の推進に当たっては，栄養改善指導のみならず医師，栄養士，保健師及び健康運動指導士等が連携しながら，総合的な健康づくり事業として実施すること。

③ **地区組織育成について**

　住民の自主的，相互協力的な栄養改善に資するため，食生活改善推進員等の養成及び住民参加型の地域ボランティア組織の育成に努めるとともに，その自主性を尊重した活用を図ること。

④ **啓発普及について**

　栄養改善事業を進めるに当たっては，各種健康づくり・栄養関連情報の提供や健康的な生活習慣の改善につながる行事等の積極的な開催に努めること。

⑤ **人材の育成・活用について**

　職員の研修等に努め，また，在宅栄養士の教育研修及び活用を図ること。栄養専門分野に限らず，健康づくり全般にわたるコーディネーターとしての資質の向上にも努めること。

５）地域における行政栄養士による健康づくりおよび栄養・食生活の改善の基本指針

　行政栄養士の業務については，表３－１のとおり，2013（平成25）年3月29日付けで，厚生労働省から「地域における行政栄養士による健康づくり及び栄養・食生活の改善の基本指針」が示され，都道府県，保健所設置市及び特別区，市町村の役割分担について示されている。

表3－1　地域における行政栄養士による健康づくり及び栄養・食生活の改善の基本指針について

項目	都道府県	保健所設置市および特別区	市町村
組織体制の整備	○栄養・食生活改善に係る当該施策の方向性に関する情報を共有し，優先されるべき有効な施設の企画立案及び実施に関わることができるよう，関係部局や関係者と協議のうえ，その体制を確保するとともに保健所設置市及び特別区とも有益な施策について共有する体制を確保する。 ○市町村との協力体制を確保すること。	○当該施策を所管する課に行政栄養士がそれぞれ配置されている場合は，関係部局や関係者と協議の上，栄養・食生活に関連する施策全体の情報を集約し，共有する体制を確保すること。 ○行政栄養士の配置が健康増進施策の所管課に限られている場合は，優先されるべき有効な施策の企画立案及び実施に関わることができる体制を確保すること。	
健康・栄養課題の明確化とPDCAサイクルに基づく施策の推進	○市町村の健診等の結果や都道府県等の調査結果を収集・整理し，総合的に分析を行い，優先的な健康・栄養課題を明確にすること。課題解決にはPDCAサイクルに基づき施策を推進すること。 ○健康・栄養状態や食生活に関する市町村の状況の差を明らかにし，課題が見られる地域に対しては保健所が計画的に支援し，課題解決を図るとともに成果をあげている地域の取組を他地域に広げていく仕組みづくりを進めること。	○健診結果等の分析を行うだけでなく，各種調査結果とともに地域や暮らしの観察も含め，総合的に分析し，優先的な健康・栄養課題を明確にする。課題解決にはPDCAサイクルに基づき，施策の推進を図ること。 ○都道府県に対し技術的助言として情報提供を求めること。	
生活習慣病の発症予防と重症化予防の徹底のための施策の推進	○市町村や保険者等の協力を得て，特定健診・特定保健指導等の結果を共有し，施策に活かすための体制整備を進めること。 ○共有された情報を集約・整理し，市町村の状況の差に関する情報を還元する仕組みづくりを進めること。 ○地域特性を踏まえた発症予防の効果的な取組を普及・拡大する仕組みづくりを進めること。	○集団全体の健康・栄養状態の特徴を特定健診・特定保健指導の結果をはじめ，レセプトデータ，介護保険データ，その他統計資料等に基づいて分析し，優先的に取り組む健康・栄養課題を明確にし，効果が期待できる目標を設定し，効率的かつ効果的に栄養指導を実施すること。 ○対象者が身体のメカニズムと食生活との関係を理解し，食習慣の改善を自らが選択し，行動変容につなげるように進めること。実施後は検査データの改善度，行動目標の達成度，食習慣の改善状況等の評価をすることで，より効率的かつ効果的な指導方法となるよう改善を図ること。 ○集団全体で設定した目標に対する評価・検証を行い，課題解決に向けた計画の修正や戦略的取組の検討を行うこと。	
社会生活を自立的に営むために必要な機能の維持及び向上のための施策の推進	○市町村における乳幼児の肥満や栄養不良，高齢者の低栄養傾向や低栄養の状況の実態等を集約・整理し，市町村の状況の差に関する情報について還元する仕組みづくりを進めること。 ○児童・生徒における健康・栄養状態の課題解決については，教育委員会と調整を行うこと。 ○子どもの健やかな発育・発達，高齢者の身体及び生活機能の維持・低下の防止に資する効果的な栄養・食生活支援の取組事例の収集・整理を行い，市町村の取組に役立つ情報について還元する仕組みづくりを進めること。	**次世代の健康** ○乳幼児健診で得られるデータについて，子どもの栄養状態を反映する代表的な指標である身体発育状況の集計・解析を行い，集団の年次推移の評価を通して，肥満や栄養不良など優先される課題を選定するとともに，個人の状況の変化の評価を通して，栄養・食生活の個別支援が必要とされる子どもの特定を図ること。 ○低出生体重児の減少に向けては，妊娠前の母親のやせや低栄養など予防可能な要因について，他職種と連携し，その改善に向けた取組を行うこと。 ○児童・生徒について，肥満ややせなど将来の健康にも影響を及ぼす課題がみられた場合は，教育委員会と基本的な対応方針にかかる情報を共有した上で，家庭，学校及び関係機関と連携した取組を行うこと。 **高齢者の健康** ○健康増進，介護予防及び介護保険等での栄養・食生活支援を効果的に行う体制を確保すること。 ○低栄養傾向や低栄養の高齢者の実態把握及びその背景の分析等を進め，改善に向けた効果的な計画を立案し，必要な取組を行うこと。 ○地域包括ケア体制全体の中で，優先的に解決すべき栄養の課題について，他職種と連携し取り組む体制を確保するとともに，必要な栄養・食生活支援について関係部局や関係機関と調整を行うこと。	

（平成25年3月29日付　厚生労働省通知）

項目	都道府県	保健所設置市および特別区	市町村
食を通じた社会環境の整備の促進	**特定給食施設における栄養管理状況の把握及び評価に基づく指導・支援** ○施設の種類別等の評価を行い，指導計画の改善を図ること。 ○管理栄養士・栄養士の配置促進に関する取組を推進する。 ○栄養管理の状況を的確に評価する仕組みの整備を行う。		
	飲食店によるヘルシーメニューの提供の促進 ○ヘルシーメニューの提供にあたっては，どのような種類の店舗でヘルシーメニューを実践することが効果的かを検証し，より効果の期待できる店舗での実践を促していくこと。 ○栄養表示の活用にあたっては，健康増進に資するような制度の普及に努めること。		
	地域の栄養ケア等の拠点の整備 ○在宅での栄養・食生活に関するニーズの実態把握を行う仕組みを検討すること。 ○地域のニーズに応じた栄養ケアの拠点の整備に努めること。 ○大学等と連携し，地域の技術力を生かした栄養情報の拠点の整備に努めること。		
	保健，医療，福祉及び介護領域における管理栄養士・栄養士の育成 ○管内の医療機関や各種施設等における管理栄養士・栄養士の資質の向上を図ること。 ○管理栄養士養成施設等の学生の実習の受け入れに当たっては，当該養成施設等と調整し，求められる知識や技能の修得に必要な実習内容を計画的に提供する体制を確保すること。		
	健康増進に資する食に関する多領域の施策の推進 ○健康増進のほか，子育て支援，保育，教育，福祉，農政，産業振興，環境保全など多岐にわたることから，健康増進が多領域の施策と有機的かつ効果的に推進されるよう，食育推進に係る計画の策定，実施及び評価等について，関係部局と調整を図ること。	**食育推進のネットワークの構築** ○食に関する施策を所管する部局は，健康増進のほか，子育て支援，保育，教育，福祉，農政，産業振興，環境保全など多岐にわたることから，食育推進が多領域の施策と有機的かつ効果的に推進されるよう，食育推進に係る計画の策定，実施及び評価等について，関係部局と調整を図ること。 ○住民主体の活動やソーシャルキャピタルを活用した健康づくり活動を推進するため，食生活改善推進員等に係るボランティア組織の育成や活動の活性化が図られるよう，関係機関等との幅広いネットワークの構築を図ること。	
	健康危機管理への対応		
	○災害，食中毒，感染症，飲料水汚染等の飲食に関する健康危機に対して，発生の未然防止，発生時に備えた準備，発生時における対応，被害回復の対応等について，市町村や関係機関等と調整を行い，必要なネットワークの整備を図ること。 ○地域防災計画に基づく的確な対応を確保するため，市町村の地域防災計画における栄養・食生活の支援内容と連動するよう調整を行うとともに，関係機関や関係者等との支援体制の整備を行うこと	○災害，食中毒，感染症，飲料水汚染等の飲食に関する健康危機に対して，発生の未然防止，発生時に備えた準備，発生時における対応，被害回復の対応等について，住民に対して適切な情報の周知を図るとともに，近隣自治体や関係機関等と調整を行い，的確な対応に必要なネットワークの構築や支援制の整備を図ること。 ○災害の発生に備え，保健所設置市又は特別区の地域防災計画に栄養・食生活支援の具体的な内容を位置づけるよう，関係部局との調整を行うとともに，保健医療職種としての災害発生時の被災地への派遣の仕組みや支援体制の整備に関わること。	○災害，食中毒，感染症，飲料水汚染等の飲食に関する健康危機に対して，発生の未然防止，発生時に備えた準備，発生時における対応，被害回復の対応等について，住民に対して適切な情報の周知を図るとともに，都道府県や関係機関等と調整を行い，的確な対応に必要なネットワークの構築や支援体制の整備を図ること。 ○災害の発生に備え，都道府県の地域防災計画等を踏まえ，市町村の地域防災計画に栄養・食生活支援の具体的な内容を位置づけるよう，関係部局と調整を行うこと。

第4章

実習の準備と心構え

1. 実習前に行うこと

1）事前学習

● 公衆栄養学を復習し，実践への基礎知識を確認しておく。

● 実習先の保健所および市町村保健センターの管轄区域の実態をホームページなどを通じて調べておく。

● 実習施設から与えられた課題がある場合には，実習施設の概要および実習内容を理解したうえで作成し，担当教員の指導を受けるとともに，提出期限に遅れないよう実習施設に提出すること。

2）提出物

● 第5章の「実習記録」を作成し，提出する。

● 大学担当者の指示に従い，下記のものを期日に遅れないように所定の場所に提出すること（注：期日に遅れた場合，臨地実習を受けることができない）。

① 誓約書（**様式4－1**）　　　　　　③ 臨地実習連絡票（**様式4－2**）

② 検便・健康診断書（提出を指示された施設のみ）　④ 証明写真等

そのほか指示された書類

3）そのほか

（1）健康管理

① 自らの健康に留意すること。

② 服薬，注射などを実習期間中に必要とする者は，担当教員・助手，保健管理センターに届け出ること。

　（実習中に欠席した場合，出席日数不足で単位認定をされない場合がある。）

（2）確認事項（各人）

① 実習施設名，所在地，電話番号　　　⑤ 実習開始および終了時間

② 実習指導担当者　　　　　　　　　　⑥ 同グループ員名，班長名の確認

③ 実習先へのアクセス方法および所要時間　⑦ 大学の担当教員の確認

④ 実習期間

様式4－1　誓約書

令和　　　年　　　月　　　日

_____ 様

大学　　　　　　学科　　　回生

学籍番号：

氏　名：　　　　　　　　印

誓約書

　　　令和　　　年度の「公衆栄養学臨地実習」の履修について下記の事項の遵守を誓約します。

記

1　実習施設の定める諸規定並びにその他の指示事項に従い実習します。

2　実習施設の定める諸規定並びに指示事項に違反し，損害を与えたりあるいは被った場合には自己が責任
　を負います。

3　本学の定める諸規定並びに指示事項*に違反した場合は，本学の決定に従います。

4　実習で知り得た個人及び施設情報は，いかなることがあっても外部への漏洩はもとより話題にいたしま
　せん。

5　実習期間中の健康管理については自己が責任を負います。

6　臨地実習は資格必修科目につき，当該資格を習得する意思をなくした場合は実習を取りやめとなっても
　異議ありません。

7　万一，実習施設で不可の評価があっても，評価に異議を申し立てません。

※この連絡票は臨地実習関係の資料作成のみに用い，それ以外の目的では使用いたしません。

様式4－2　臨地実習連絡票（公衆栄養学）

実習施設名	
実習期間	
学籍番号	
ふりがな	
氏　名	
生年月日	昭和・平成　　　年　　　月　　　日
居住住所	〒
	自宅・下宿・その他（　　　　　　　　　）
帰省先住所（下宿者）	〒
連絡のつく電話番号・メールアドレス	○自宅・下宿・その他：（　　　　）－（　　　　）－（　　　　） ○携帯電話：（　　　　）－（　　　　）－（　　　　） ○アドレス：　　　　　　　　　　　＠
当該施設までの所要時間	約　　　時間　　　分
利用交通機関	〈記入例〉自宅　→　天王寺駅　→　梅田駅　→　西宮北口駅　→　施設 　　　　　（自転車）　（地下鉄・御堂筋線）（阪急・神戸線）　（バス）
定期区間	
備　考	

2. 実習中の態度

① 公的機関での実習なので，とくに実習中に知り得た情報については，守秘義務に徹すること。
② 実習時は，地域住民の方々と直接接する機会が多いので，社会人としての自覚のもと，一人ひとりが実習内容を理解し，責任をもって行動すること。
③ 実習先の規則および指導者の指示に従って行動し，自己判断での行動はしないこと。

3. 実習中の注意

1）出席時間
　実習先から指示があった実習時間に合わせて，指定時間の10分前には出席すること。実習初日は，全員そろって出席し，指導者に挨拶を行うこと。

2）欠席・遅刻・事故・警報
　欠席・遅刻・事故については，担当教員から指示のあった方法により連絡を行うこと。また，班長にも必ず連絡を入れておくこと。なお警報（気象）が出た場合の対応についても，各施設によって異なるので，事前に担当教員から指示をもらっておくこと。

3）接遇
① 出席・退出時には，実習施設の職員に必ず挨拶を行うこと。
② 実習施設の職員に対しては，直接の指導者だけではなく，尊敬的な態度をもって接し，挨拶，返事，会話は明朗，快活，丁寧な言葉づかいに徹すること。
　実習生同士でも施設内では，丁寧な言葉づかいを忘れず，名前もニックネームで呼び合わないこと。
③ 実習初日および最終日には，指導者の指示により，関係者への挨拶を行うが，明朗，快活，丁寧な言葉づかいで行うこと。

4）携帯電話・貴重品
① 携帯電話の取扱いについては，実習施設の指導者の指示に従うが，原則的には，電源を切っておくこと。
② 紛失，盗難を避けるために，貴重品は所持しないこと。高価なカバンなども所持しないこと。

5）服装・身だしなみ・喫煙
① 学校名，氏名を明記した名札を着用すること。
② 服装は，原則大学の基準服とし，夏季については，エコスタイルになるので，実習施設の指示に従うこと。
③ アクセサリー（ピアス・イヤリング・指輪・髪飾りなど），香水はつけないこと。
④ 爪は短く切り，マニュキュアはしないこと。
⑤ 華美な化粧をしないこと。

⑥ ヘアカラーは禁止，女子で長い髪は，きれいに束ねておくこと。

⑦ 公的施設は全面禁煙となっているので，実習期間中は禁煙すること。

　　そもそも，管理栄養士は喫煙するべきでない。

6）休憩時間

① 菓子・嗜好飲料などは所持しない（お茶，水は可。ただし講義中，見学中は指示がないかぎり禁止）。

② 休憩室を与えられたとしても，必要以上に大きな声でしゃべったり，笑ったりしないこと。

③ お弁当の空容器などは，自宅に持ち帰ること。

④ 昼食内容は，管理栄養士として適切かを考えて持参すること。

7）課題レポート，実習記録など

① 誤字，脱字に注意し，わかりやすい文章で書くこと。

② 実習先から配布された資料などは，1つのファイルにつづっておくこと。

③ 「実習記録」の日誌は毎日記録し，施設の指導者から指示があった場合は，期日に遅れないように
　　提出すること。

④ レポートなどの作成にあたっては，目的・方法・内容・結果・考察・結語の順にまとめること。

4．臨地実習終了後の注意

1）お礼状

　　実習終了後，一週間以内に封書でお礼状を出すこと。なお宛名は，施設によって異なるが，保健所の
場合は，所長宛て，市町村保健センターでは，市町村長または担当課長宛てとする。とくに指導担当者
にお礼状を出すときは，大変お世話になった内容および具体的なエピソードなどをまじえて，文章にす
るとよい。

2）実習報告

① 実習終了については，すみやかに担当教員に報告すること。その際，とくに実習指導者から注意を
　　受けたことや担当教員への伝言事項は忘れないように伝えること。

② 実習記録，課題レポートなどは決められた期限までに担当教員に提出すること。

③ 実習内容などは，学校において，総合演習時間で報告会があるので，実習終了後すみやかに，パワ
　　ーポイントや報告書にまとめておくこと。

3）実習中の事故（交通事故・けがなど）

　　事故があった場合は，すみやかに担当教員に報告すること。

実 習 記 録

1. 臨地実習施設の概要

　実習記録は，自身の実習記録であるとともに報告書であることを踏まえて，誤字・脱字のないよう，また，報告を受ける立場に立ってわかりやすい文章で書くこと。実習記録様式に直接書くのではなく，一旦サブノートに記録してからまとめて記録する。また，実習が終わり次第，その日のうちに記録する。記録はボールペンを使用し，様式が不足する場合はコピーして使用すること。

施 設 名	
所 在 地 電 話 番 号	
実習部門の名称 （直通電話番号）	
実習部門の長	
指導者氏名 （指導担当の管理栄養士 氏名の前の欄には○を 記入する）	先　生 先　生 先　生 先　生 先　生
実習期間	令和　　年　　月　　日 ～ 　　月　　日 　　　　　　　　月　　日 ～ 　　月　　日
勤務時間	午前　　時　　分 ～ 午後　　時　　分
そ の 他	
備 考	

２．実習生名簿（　　　）班

班　長	学籍番号	氏　　　名	連絡先住所・電話番号

＊緊急時連絡先（　　　　　　　　　　　　　　　　　　　　　　　）

３．携行品そのほか

携行品チェック　　　　　（内容については事前指導日に確認すること）

□ 名　札	□ 実習ノート	□ 印　鑑	□ 健康保険証コピー
□ 筆記用具	□ 参考書・資料等	□ 辞　書	□ パソコン
□ 白　衣	□ ハンカチまたはタオル	□ エプロン	□ 調理用帽子（三角巾）
□ 電　卓	□ トレーニングウェア	□ 上履き	

注意事項

４．実習施設における事前指導の記録（実習開始前の訪問時）

訪問日：　　　　年　　　　月　　　　日

時　間：　午前　・　午後　　　　時　　　　分　〜　　　　時　　　　分

場　所：

指導を受けた先生：＿＿＿＿＿＿＿＿＿＿＿＿＿＿＿＿＿＿＿＿＿＿＿

５．実習日程と内容

	月／日 （曜日）	実 習 内 容	
		午　　前	
第1日			
第2日			
第3日			
第4日			
第5日			
第6日			

	月／日 （曜日）	実 習 内 容	
		午　　後	
第 1 日			
第 2 日			
第 3 日			
第 4 日			
第 5 日			
第 6 日			

記入例：6. 公衆栄養学実習　事業計画および評価表（実習施設からの課題）

（保健所・市町村保健センター）実習施設からの課題

班　名	1　班	実習生氏名	兵庫　花子
実習課題	公衆栄養活動を支える人材および組織の育成について		
目　的①	★公衆栄養学的な視点から，実習課題となっている業務を実施する必要性や目的は？ 　住民の食育推進や健康づくりを推進するためには，住民の身近な存在として食生活改善推進員の活動が有効であると考える。 　よって，食生活改善推進員のリーダーを育成することが必要である。		
目　的②	★この実習で，自分たちが何を学ぼうとするか？ 　食生活改善推進員養成の実施状況と保健所や市町保健センターの役割について学ぶ。		
実施計画 ・内容 ・対象　等	内容：食生活推進員のリーダー養成講座 対象：市の広報を通じて食生活に興味のある住民を募集 人数：30名 講座内容：生活習慣病予防のための生活習慣・食習慣等 回数：10回 協力機関等：医師会，保健師・歯科衛生士・健康運動指導士ほか 実施場所：保健所栄養指導室ほか		
結果・評価および考察	★目的①に対する結果・評価・考察 - ★目的②に対する結果・評価		

記入例：7. 公衆栄養学実習　事業計画および評価表（各自の課題）

（保健所・市町村保健センター）各自の課題

班　名	1　班	実習生氏名	兵庫　花子
実習課題	食に関する正しい情報の提供〜離乳食教室〜		
目　的①	★公衆栄養学的な視点から，実習課題となっている業務を実施する必要性や目的は？ 　離乳食についての講義や試食等を通して，保護者が育児や離乳食について具体的に学ぶことで，子の健やかな発達を支援することができる。また，保護者同士の交流を図ることや，育児について情報交換ができ，育児不安等の解決につなげることができる。		
目　的②	★この実習で，自分たちが何を学ぼうとするか？ ①集団を対象とした栄養指導の方法と留意点について ②ライフステージに応じた食生活支援の重要性		
実施計画 ・内容 ・対象　等	内容：離乳食教室 対象：離乳前期（おおむね4〜5か月児をもつ保護者） 人数：1回20組 募集方法：市の広報を通じて募集 教室内容：離乳食についての講義と離乳食の試食，参加者同士の情報交換，希望者には管理栄養士による個別相談 協力者等：保健師，助産師，在宅栄養士等		
結果・評価および考察	★目的①に対する結果・評価・考察 - ★目的②に対する結果・評価		

6．公衆栄養学実習　事業計画および評価表（実習施設からの課題）

（保健所・市町村保健センター）実習施設からの課題

班　名	班	実習生氏名	
実習課題			
目　的①	★公衆栄養学的な視点から，実習課題となっている業務を実施する必要性や目的は？		
目　的②	★この実習で，自分たちが何を学ぼうとするか？		
実施計画 ・内容 ・対象　等			
結果・評価 および考察	★目的①に対する結果・評価・考察 ★目的②に対する結果・評価		

7．公衆栄養学実習　事業計画および評価表（各自の課題）

（保健所・市町村保健センター）各自の課題

班　名	班	実習生 氏名	
実習課題			
目　的①	★公衆栄養学的な視点から，実習課題となっている業務を実施する必要性や目的は？		
目　的②	★この実習で，自分たちが何を学ぼうとするか？		
実施計画 ・内容 ・対象　等			
結果・評価 および考察	★目的①に対する結果・評価・考察 ★目的②に対する結果・評価		

記入例：8．実習記録（公衆栄養学）

第　1　日　　　　　　　　○　年　○　月　○　日（　○　曜日）

	実習内容とスケジュール	本日の目標
9：00 〜	オリエンテーション	①県の公衆衛生業務について理解する ②グループ実習の課題について理解する
9：15 〜	H健康福祉事務所における公衆衛生業務について	
10：15 〜	H健康福祉事務所における食品衛生業務について	**本日の実習課題**
11：10 〜	健康管理課業務について	栄養業務の課題 ①保健所では健康・栄養に関するどのような栄養調査が行われているかを知る ②事業の計画策定にあたって，地域の実態把握はどのように行われているかを知る
12：00 〜	昼食休憩	
13：00 〜 17：00	栄養業務について 各グループ実習の課題について	

本日の実習課題の取り組みについて，課題ごとに整理して記入

①公衆衛生業務について
　→地域保健法における保健所業務について，具体的に説明を受けた。

②食品衛生業務について
　→栄養業務と関連の強い，食品衛生業務の細部について具体的に説明を受けた。

③栄養業務について
　→現在，保健所で実施されている栄養業務について，具体的に説明を受けた。

④各グループ実習の課題
　→今年度H健康福祉事務所において，臨地実習をする6グループの各実習課題について，実習のポイント，その実習の課題が示された。その後，グループにわかれて，課題をどのようにやっていくかを話し合った。

1日のまとめ・反省

　初めて健康福祉事務所に行き，いろいろな職員の方の講義を受け，大学での講義内容を再確認することができました。
　また，今日出された，グループ別の課題について，グループ員と調整しながら実習日まで，取り組むこととなった。今日から一週間頑張ります。

Memo

8．実習記録（公衆栄養学）

第　　　　日　　　　　　　　　年　　　　月　　　　日（　　　曜日）

	実習内容とスケジュール	本日の目標
8：00		
10：00		
12：00		
		本日の実習課題
14：00		
16：00		
18：00		

本日の実習課題の取り組みについて，課題ごとに整理して記入

1日のまとめ・反省

第　　　日　　　　　　年　　　月　　　日（　　曜日）

	実習内容とスケジュール	本日の目標
8：00		
10：00		
12：00		
		本日の実習課題
14：00		
16：00		
18：00		

本日の実習課題の取り組みについて，課題ごとに整理して記入
1日のまとめ・反省

第　　　　日　　　　　　　　年　　　　月　　　　日（　　　曜日）

実習内容とスケジュール	本日の目標
8：00	
10：00	
12：00	
	本日の実習課題
14：00	
16：00	
18：00	

本日の実習課題の取り組みについて，課題ごとに整理して記入

1日のまとめ・反省

第　　　　日　　　　　　　　　年　　　　月　　　　日（　　　曜日）

	実習内容とスケジュール	本日の目標
8：00		
10：00		
12：00		
		本日の実習課題
14：00		
16：00		
18：00		

本日の実習課題の取り組みについて，課題ごとに整理して記入
1日のまとめ・反省

第　　　日　　　　　　年　　　月　　　日（　　　曜日）

	実習内容とスケジュール	本日の目標
8：00		
10：00		
12：00		
		本日の実習課題
14：00		
16：00		
18：00		

本日の実習課題の取り組みについて，課題ごとに整理して記入
1日のまとめ・反省

9．プレゼンテーションの実施

　プレゼンテーションの一番大切なことは，対象者にわかりやすく実施することである。

　プレゼンテーションの内容の最終的な責任は，実習先である保健所等になるので，必ず指導者のチェックを受けておくこと。

　話す内容に責任をもつことが重要であるので，インターネットで調べた内容をそのまま資料として使うのではなく，必ず教科書等で，内容のチェックを行い，責任の持てる内容とすること。

　なお，プレゼンテーションは，予定どおりに進まないことが多いので，十分余裕をもって時間設定を行うとともに，練習も十分行っておくこと。下記項目をチェックしながらプレゼンテーションの構成を考えるとよい。

プレゼンテーション実施にあたってのチェック項目（チェックして○印をつける）

（　　　）	いつ・どこで・だれを対象にプレゼンテーションを行うか理解しておく。
（　　　）	講義内容をつめ込みすぎていないか。
（　　　）	プレゼンテーションの内容・順序が理解しやすいか。
（　　　）	与えられた時間を厳守し，参加者の反応に合わせて，進行するゆとりがあるか。
（　　　）	プレゼンテーションの初めに，参加者を引きつけるような挨拶や話題を提供できるか。
（　　　）	ある程度原稿を棒読みせずに，対象者の顔を見ながら話すことができるか。
（　　　）	声は大きく，はっきり，ゆっくり，笑顔で話せるか。
（　　　）	言葉は，専門用語をなるべく避け，分かりやすい言葉に置き換えて，話すことができるか。
（　　　）	主語を明確に話し，語尾を意識してしっかり発音できるか。
（　　　）	不必要なボディーアクションをしないでできるか。
（　　　）	話しのつながりは良いか。
（　　　）	重要なところ，とくに伝えたいところについて，対象者の記憶に残るような工夫をしているか。
（　　　）	対象者の注意を引くための工夫をしているか（媒体の利用やクイズ形式にするなど）。
（　　　）	資料を適切に利用しているか。
（　　　）	参加者からの質問に答えるための準備ができているか。
（　　　）	参加者に自分が一番伝えたいことが伝わるようにしているか。
（　　　）	プレゼンテーションの最後に挨拶を考えているか。

10. 実習先での反省会および報告会実施

　実習先での反省会などの場には，直接指導をしていただいた管理栄養士だけではなく，保健所等の責任者の方々が同席されることが多いので，発表にあたっては，まず言葉づかい，発表態度などに細心の注意をはらうこと，発表内容については，実習内容を羅列するのではなく，課題の取り組み，解決方法に重点をおき発表を行うこと。最後にとくに勉強になったこと，また，自分にとって今後，管理栄養士になるためには，どんな努力が必要かを発表すること。下記項目をチェックしながらプレゼンテーションの構成を考えるとよい。

実習先での反省会または報告会実施にあたってのチェック項目（チェックして○印をつける）

（　　　）	発表内容をつめ込み過ぎていないか。
（　　　）	話の内容・順序が理解しやすいか。
（　　　）	与えられた時間を厳守し，進行するゆとりがあるか。
（　　　）	ある程度原稿を棒読みせずに，参加者の顔を見ながら話すことができるか。
（　　　）	声は大きく，はっきり，ゆっくり，笑顔で話せるか。
（　　　）	主語を明確に話し，語尾を意識してしっかり発音できるか。
（　　　）	不必要なボディーアクションをしないでできるか。
（　　　）	話のつながりは良いか。
（　　　）	重要なところ，とくに伝えたいところについて，参加者の記憶に残るような工夫をしているか。
（　　　）	資料を適切に利用しているか。
（　　　）	参加者からの質問に答えるための準備ができているか。
（　　　）	参加者に自分が一番伝えたいことが伝わるようにしているか。

11. 実習の取り組みに対する自己評価（実習終了後記入）

　実習を通して客観的に自分を見直すことで，自分では気づかなかったことに気づくことができる。さらに，到達できなかった原因を分析し，解決方法を探ることは大切なことである。

評価項目ごとに，評価欄に最も当てはまるレベルの1～4の数字を入れ，評価しなさい。
総合評価については，1～4の数字を○で囲みなさい。特記事項があれば記入しなさい。

評価項目	評価	4 （優れた到達レベル）	3 （良好な到達レベル）	2 （最低限の到達レベル）	1 （努力が必要）
実習前の学習		学内の授業の復習を行い，実習のポイントを把握した。学びたいことを明らかにして実習に臨んだ。	学内の授業の復習を行い，実習のポイントを確認した。	実習のポイントを確認した。	事前学習を行わずに実習に臨んだ。学習が不十分であった。
"挨拶・服装・言動・持ち物"		服装や言動に常に注意し，指導者やスタッフに対して積極的に声かけをし，コミュニケーションを図った。数日前から忘れ物がないように確認に努めた。また，指示されたもの以外に必要と考えるものを持参した。	服装や言動に気をつけた。指導者やスタッフに対し，積極的に声かけができた。忘れ物がないように事前に確認し，準備ができた。	服装や言動に注意した。自分から挨拶ができた。指定されたものは持参した。	服装や言動を意識できなかった。相手から先に挨拶をされ，自分から挨拶ができなかった。指定されたものを忘れた。
"実習に対する積極性"		自発的に質問や考えを示した。周りの状況を見て，自分から行動した。	質問や自分の考えがあったが，行動には移せていなかった。	質問や問いかけに対して返事はしたが，自発的な発言が少なかった。促されてから行動した。	質問や問いかけに対して，反応があいまいであった。
"課題に対する取り組み"		自ら課題を見つけ，問題解決のための取り組みを十分行った。	自ら課題を見つけ，問題解決のための取り組みを行った。	自ら課題を見つけることはできたが，問題解決への取り組みが不十分であった。	課題の発見や問題解決への取り組みが行えなかった。
"実習内容の振り返り"		帰宅後に当日の実習内容を振り返り，内容をまとめた。疑問点を調べ，課題(勉強不足な箇所)の学習を行った。	帰宅後に当日の実習内容を振り返り，内容をまとめた。不明な点や疑問点を調べた。	帰宅後に当日の実習内容を振り返り，内容をまとめた。	当日に実習内容の振り返りができなかった（提出が遅れた）。
総合評価	4　　3　　2　　1	特記事項			

担当教員印　_____

12. 公衆栄養学臨地実習—1週間を振り返って

　実習終了後，実習を冷静に振り返ることは，将来，自分が管理栄養士として就職するために，今後どのような学習をすることが必要かを理解するために重要である。

　今後の取り組むべき課題として，次のことについて自分の考えをまとめ，記載する。

学籍番号 _____　氏名 _____

①施設の特徴と，その施設での管理栄養士・栄養士の業務内容を記載しなさい。
ア　施設の区分と特徴
イ　その施設での管理栄養士・栄養士の業務内容
②今回の実習で習得した知識と技術
③実習中の未解決の問題点はあるか。どのように対応すれば良いか。

④実習中に生じたトラブルや注意されたことの報告と反省

⑤現在の自分の知識や技術の程度が把握できたか。それはどの程度だと思うか。

⑥その他，職業人に求められるものは何か。

⑦授業で学んだなかでどのようなことが役立ったか。

⑧行政栄養士における管理栄養士・栄養士の置かれている現状をどのように感じたか。

⑨あなたが管理栄養士・栄養士になるために，今後どのような勉強が必要か。

⑩あなたが，理想とする管理栄養士・栄養士像について記載しなさい。

担当教員氏名

Index
さくいん

Memo

Memo

現場で役立つ公衆栄養学実習
第二版・別冊

株式会社　同文書院
〒112-0002
東京都文京区小石川 5-24-3
TEL (03)3812-7777
FAX (03)3812-8456

Preface
第二版　はじめに

　2015（平成27）年3月に本書『現場で役立つ公衆栄養学実習』の第一版を発刊して以来，わが国では加速化する超高齢社会や少子化問題に加え，新型コロナウイルス感染症の拡大による食環境の変化に伴う健康課題が生じている。

　各課題に応じた多様な対策が進められているが，なかでも，2020（令和2）年4月には「医療保険制度の適正かつ効率的な運営を図るための健康保険法等の一部を改正する法律」が一部施行されたことにより，市町村は高齢者の保健事業と介護予防を一体的に実施することになった。高齢者の保健事業と介護予防の一体的事業では，高齢者に対する個別支援（ハイリスクアプローチ）と，フレイル予防を目的とした通いの場等への積極的な関与（ポピュレーションアプローチ）が実施されている。どちらの支援についても，食支援のかなめとなる管理栄養士の役割が期待されている。

　また，2013（平成25）年度から開始した，健康日本21（第二次）の最終評価（2022年10月）によると，「悪化している」と評価された目標項目では，メタボリックシンドロームの該当者及び予備群の減少，適正体重の子どもの増加，睡眠による休養を十分とれていない者の割合の減少，生活習慣病のリスクを高める量を飲酒している者の割合の減少があげられ，食生活の改善が課題の中心となっている。

　さらに，ICTの発展，データヘルス改革の進展，スマートフォン等の普及に伴い，健康づくり分野においても最新のテクノロジーを活用する動きが進むとともに，2019（平成31）年に策定された「健康寿命延伸プラン」においては，「自然に健康になれる環境づくり」や「行動変容を促す仕掛け」などの新しい手法を活用して健康寿命延伸に向けた取り組みを進める必要性についてもふれられている。

　このような状況のもと，行政栄養士に求められる役割は日々変化しており，専門職としてそれらを理解することが重要である。

　そこで今回，【学内編】では，より実態に即した公衆栄養活動に向けて，PDCAサイクルとプリシード・プロシードモデルを関連づけることができるよう見直し，【学外編】では実習先等でより活用しやすいよう，記入欄等の修正をおこなった。

　本書を活用いただき「現場で役立つ管理栄養士」を目指していただくことを期待している。

2023年2月

執筆者一同

Contents
もくじ

学内編

第1章

公衆栄養学実習の目的と公衆栄養活動

1. 公衆栄養学実習の目的

公衆栄養活動は，地域（コミュニティ）の健康・栄養関連の問題やニーズを的確に**情報収集・分析**し，それらの**課題抽出・アセスメント**[*1]から公衆栄養活動を**計画・実施**，さらには**評価・改善**を行うことである。

これらを実践していくためには，管理栄養士養成課程の教育目標や国家試験出題基準（ガイドライン）にあるように，栄養疫学を含む疫学の考え方や食事調査法，栄養施策を展開するマネジメント力を身につけることが重要である。

この実習書は，より具体的な演習・実習課題を多く取り入れ，実践事例を参考にしながら，実践に欠かせない専門的技術や手法を修得することを目的とする。

また，学内の公衆栄養学実習と臨地実習をリンクさせることにより，より実践的な公衆栄養活動への理解を深めるため，学外編を別冊とした。

2. 公衆栄養活動の基本的考え方

公衆栄養活動は，「公衆栄養の領域を対象に，組織あるいはプログラムの目的と具体的目標を達成するために，マネジメントサイクルに沿って公衆栄養活動を行うこと。」である。公衆栄養活動を行う際は，対象を明確にすることが重要となる。また対象の設定にあたっては，コミュニティの概念が有効である。**コミュニティ**とは，同じ地域に暮らすという人々だけでなく，企業や学校，文化活動の集まりなど，文化的，社会的，経済的等の目的を共有している人々の集まりのことをいう。

また，公衆栄養マネジメントの実施者は，効果的な活動を実施するために，行政機関（国，自治体等），学校，企業，NPO，ボランティア組織などのさまざまな組織や社会資源と連携して活動する。

3. 公衆栄養マネジメントのプロセス（マネジメントサイクル）

　公衆栄養マネジメントのプロセスは，図1－1に示すとおり，アセスメント（Assessment），計画（Plan），実施（Do），評価（Check）・改善（Act）であり（PDCAサイクル），評価は各プロセスにフィードバックされながら，目標達成のため実施される。

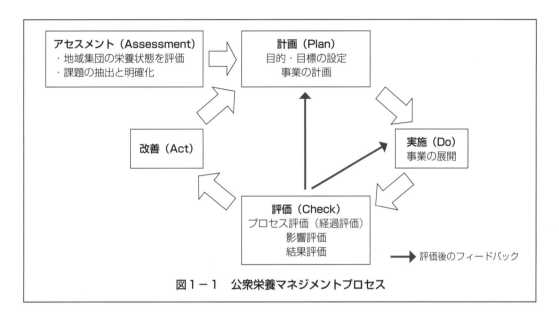

図1－1　公衆栄養マネジメントプロセス

1）アセスメントの目的と重要性

　公衆栄養活動を行うためには，対象とする集団や地域の健康・栄養上の実態を把握し，問題を明確にすることで，問題解決に向けて目標を設定する。また，効果的なプログラムを実施するためには，社会調査法を活用し，社会ニーズとしてアセスメントする。社会ニーズの把握には，客観的課題をとらえるものとして**量的把握**[*1]と，主観的課題をとらえるものとして**質的把握**[*2]とがある。

2）計画（Plan）

　アセスメント結果から抽出した課題に対して，改善に向けた目標を設定するが，現実には多くの課題を一度に改善することは困難である。よって，**マトリックス**[*3]等を活用して課題に優先順位をつけて，改善目標を設定する。

　目標の考え方は，改善に要する期間から長期目標，中期目標，短期目標を設定する方法があるが[*4]，目標は，客観的に評価することが容易である数値目標を設定することが望ましい。

　具体的計画を立案する際には，人的資源，予算等の社会資源を活用するとともに，他職種，他団体等との連携が不可欠である。

3）実施（Do）

　実施にあたっては，住民参加が不可欠であり，**コミュティ・オーガニゼーション**[*5]の考え方を取り入れ，住民が一定の役割を担うことで計画を進めることができる。

　また，プログラムに関連する関係者や機関の役割を明確にしておくことも重要である。

[*1] **量的把握**：社会調査などから得られた結果を数値化し，経年的な傾向や分布状況など統計的な分析を通じて課題を把握すること。対象が多数の場合に活用される。

[*2] **質的把握**：対象の観察や面談，記録文書などを通じて，数量化しづらい意識や行動の傾向を分析すること。対象を深く理解できる一方，客観性に欠け，調査者の力量に負う部分が大きい。

[*3] **マトリックス**：対象者や物，課題などを，縦横それぞれの評価軸で分類する手法。第3章，p.45参照。

[*4] 第3章，p.49参照。

[*5] **コミュニティ・オーガニゼーション**：対象の地域住民に参加を促し，地域を組織化して活動すること。

4）評価（Check），改善（Act）

　多くのプログラムの場合，完璧に目標を達成できることはなく，想定外の課題が生じたり，対策に不十分な点が生じるものである。したがって，プログラムが適正に評価され，その情報をフィードバックすることで，改善することができる。

　なお，計画立案時に評価についても，その時期や方法を計画しておくことが必要である。よって，公衆栄養のマネジメントサイクルはスパイラルアップしながら目標を達成することとなる（図1－2）。

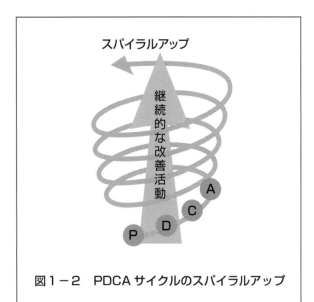

図1－2　PDCA サイクルのスパイラルアップ

第2章

地域における公衆栄養アセスメント

1. アセスメント（地域診断）

　公衆栄養活動を効果的・効率的に行うためには，前章で述べたようにPDCAサイクルに基づいてマネジメントを行うことが重要である。中でも計画（Plan）の基礎となるアセスメント（Assessment）は，地域の実態を把握するために必要であり，社会・健康（特に栄養・食生活）に関する課題を明確化することが，公衆栄養活動を行う上で最も重要となる。

　アセスメント（地域診断）の内容としては，**図2-1**に示す①社会・健康，②疫学，③教育の3点が主にあげられる。

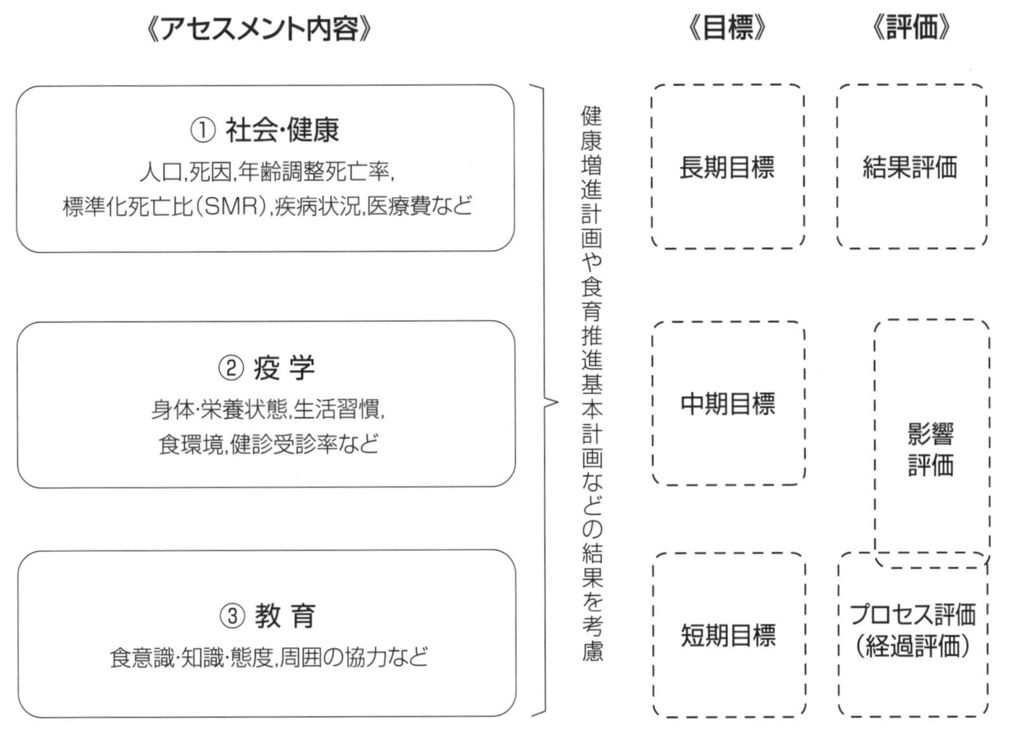

| 《アセスメント内容》 | 《目標》 | 《評価》 |

① 社会・健康
人口,死因,年齢調整死亡率,
標準化死亡比(SMR),疾病状況,医療費など

② 疫 学
身体・栄養状態,生活習慣,
食環境,健診受診率など

③ 教 育
食意識・知識・態度,周囲の協力など

健康増進計画や食育推進基本計画などの結果を考慮

長期目標

中期目標

短期目標

結果評価

影響評価

プロセス評価（経過評価）

図2-1　アセスメント（地域診断）の内容・流れと目標・評価との関連

　これら①〜③は，国や都道府県・市町村における既存資料やアンケート調査による実態から把握される。そして，①〜③でアセスメントした内容の中で，改善が必要な事項のうち，主に①は長期目標，②は中期目標，③は短期目標にあたり，その後の評価につながる。

　それぞれのアセスメントのポイントは以下となる。

① **社会・健康**：地域の人口，死因，年齢調整死亡率，標準化死亡比（SMR）[*1]，疾病状況，医療費などの実態を把握する。標準化死亡比（SMR）は，特に小集団の健康状態の解析に用いるため，保健所管轄地域や市町村などのアセスメントに用いることを留意する。

② **疫学**：身体・栄養状態，生活習慣，食環境，健診受診率などの実態を把握する。地域の食環境において，社会資源として何があるのかを把握しておくことは，公衆栄養プログラムを立案する上で重要な要素である。情報および食物へのアクセスを調査し，当該地域に何が必要か，何を用いて情報を発信できるのかを考え，社会環境を整備することは，目標を達成する上で重要な役割を示す。

③ **教育**：食意識・知識・態度，周囲の協力などの実態を把握する。これらの実態は，主に各都道府県および市町村独自で行われているアンケート結果があれば，その情報を利用すると把握することができる。

　また，すでに各都道府県・市町村で実施されている健康増進計画や食育推進基本計画なども参考にし，これらの視点・視野を踏まえたアセスメントも実施すべきであり，地域住民の生活に関わる基本情報として，地理的状況（気候，交通事情など），産業・経済状況などもアセスメントすべきである。

　表2−1は，①，②，③のそれぞれでどのような既存資料を用いて現状を把握し，地域診断を行う必要があるかを示している。地域診断において既存の資料を活用する際，その情報源，対象集団の特徴，地域特性を考慮し，データの意味を理解して活用することが重要である。そして，収集した情報をもとに，他の地域との比較，地域内での比較，男女比較，年齢階級別比較，年次推移や施策の前後比較などを行う。

> *1　**標準化死亡比**（SMR：Standardized Mortality Ratio）：年齢構成の異なる地域同士の間で死亡率の比較ができるように，年齢構成の影響をとり除いて算出した指標。

表2−1　既存資料を活用した現状把握の方法

地域診断の内容	調査項目と既存資料	細目および調査方法
①社会・健康	人口の構造と変化 （国勢調査の人口推計）	・国，都道府県，市町村の高齢化率 ・高齢化率の将来推計 ・年齢階級別の人口推移
	平均寿命と健康寿命 （生命表，厚生労働白書）	資料から平均寿命と健康寿命の差を計算
	死亡の状況 （生命表，人口動態統計）	・年齢調整死亡率，SMR ・主な死因による死亡状況（都道府県別も）
	社会保障給付費の構造 （国民医療費，介護保険事業状況報告）	・国民医療費の推移と人口一人当たりの国民医療費 ・年齢階級別・傷病分類別の国民医療費 ・要介護認定者の状況 ・介護給付費の推移と一人当たりの費用額
	生活習慣病の罹患状況 （患者調査）	・傷病分類別の総患者数
②疫学	身体・栄養状態 （国民健康・栄養調査）	・やせ・肥満の状況 ・糖尿病が強く疑われる者の割合 ・血圧・血中コレステロールに関する状況 ・朝食欠食率 ・脂質や食塩摂取量 ・野菜や果物の摂取状況
	生活習慣の状況 （国民健康・栄養調査）	・運動習慣者の状況・飲酒の状況

②疫学	地域住民の食環境 （都道府県・市町村HP）	・地域活動の場の状況 ・健康に配慮したメニューを提供している飲食店や食料品店の状況 ・宅配サービスや栄養管理された給食の提供支援の状況 ・栄養成分表示を行っている飲食店の状況 ・健康 ・栄養に関するSNSを活用した情報配信の状況 ・情報の入手が困難な人に対するアクセス面での整備状況	
	健診実施状況 （厚生労働省 医療保険）	・特定健診・特定保健指導の実施率（都道府県別も）	
③教育	食意識・知識・態度 （都道府県・市町村HP）	・地域の対象者に関する，食意識・知識・態度について	
	周囲の協力状況など （都道府県・市町村HP）	・地域包括支援センターの利用，宅配サービスの利用などのサポートや，住民組織等の活動状況	

資料）東あかね，今枝奈保美『公衆栄養学実習ワークブック　第2版』2022，みらいほかより作成

※主要な既存資料・統計調査についてはp.8参照。

2．既存資料の活用と留意点

　公衆栄養活動のための地域アセスメント方法の一つとして，各省庁や市町村から発表されている既存データを活用し，対象地域の実態把握を行う。インターネットサイト「**e-Stat政府統計の総合窓口**」では，国や県の公衆衛生統計をはじめとする多くの調査結果を検索することができる。また，ここでは市町村などのデータについても種類によっては見つけることができる。公衆栄養分野と特に関わりの深い調査の調査間隔や調査項目について**表2－2**にまとめた。

e-Stat
政府統計の総合窓口

　この他、白書や報告書，論文などで発表されているデータも多く存在する。どの調査結果から，何がわかるかを知っておくことが重要である。

　なお既存資料のデータを利用して分析をする（二次解析）場合は，管轄する機関へ二次利用申請書を提出して承諾を受ける必要がある。

1）既存資料を対象集団の特性とする場合の留意点

　新たに調査する時間や労力，費用などは省けるが，公衆栄養マネジメントで対象とする集団の特性（地域，性別，年齢構成等）に合った情報が掲載されているとは限らないことに注意が必要である。

2）既存資料を比較対照に，対象集団の特性を明らかにする際の留意点

　主に以下の点について，条件を揃えて比較することが求められる。そのため，既存資料の活用は難しいことが多い。

・社会状況（戦争・内戦，パンデミックの有無など）

・対象者（性別，年齢，年齢構成，人種など）

・調査年度・時期（調査年月，季節など）

・調査方法（食事調査法など）

・項目の定義（朝食欠食率，バランスの良い食事の習慣者，運動習慣者など）

・測定・検査方法（血圧，空腹時採血，採尿時間など）

　また，栄養素等摂取状況を全国値と比較したい場合，国民健康・栄養調査では食物摂取状況調査（**秤量食事記録法**[*1]）を実施した日（11月の日曜・祝祭日以外の任意の1日）における栄養素等・食品群別摂取量の代表値（平均値・中央値）が報告されている。そのため，習慣的な状況を示したものではないことに注意しなければならない。

＊1　**秤量食事記録法**：食前に秤（はかり）などで食べ物の重量を測定し，記入する調査法。すべての食品名と重量が記録される反面，被験者の負担が大きい。p.11，表2－4の食事記録法も参照。

表2-2　公衆栄養アセスメントに活用する主な既存資料

管轄	調査・資料名	調査間隔	主な資料項目	QR
厚生労働省	人口動態統計	毎年	出生数・率，死亡数・率，乳児死亡数・率，新生児死亡数・率，死産数・率，周産期死亡数・率，早期新生児死亡率，婚姻件数・率，離婚件数・率，合計特殊出生率，年齢調整死亡率（年次推移，都道府県別）	
	生命表	簡易生命表：毎年	平均余命，平均寿命	
		完全生命表：5年ごと	平均余命，平均寿命	
	国民生活基礎調査	簡易調査：毎年	世帯数と世帯人員の状況，1世帯当たり平均所得金額	
		大規模調査：3年ごと	大規模調査のみ：有訴者率，通院者率，要介護者等のいる世帯の状況，要介護者等の状況，主な介護者の状況，1世帯当たり平均貯蓄額	
	患者調査	3年ごと	推計患者数（外来，入院），受療率（外来，入院），退院患者の平均在院日数，傷病分類別の総患者数	
	国民医療費	毎年	国民医療費（制度区分別，財源別，診療種類別，年齢階級別，都道府県別），傷病分類別医科診療医療費	
	食中毒統計調査	毎年	月別食中毒発生状況（事件数，患者数，死者数），原因食品別発生状況（事件数，患者数，死者数），病因物質別発生状況（事件数，患者数，死者数），原因施設別発生状況	
	国民健康・栄養調査	毎年	栄養素等摂取状況（エネルギー・栄養素等摂取量，食品群別摂取量，地域ブロック別），身体状況（身長・体重，BMI，腹囲，血圧，血液検査，問診），生活習慣（食習慣，喫煙，飲酒，睡眠など）	
	乳幼児栄養調査	10年ごと	栄養方法（授乳，離乳食），食事状況（主要食物の摂取頻度，間食），生活習慣（起床・就寝時刻，共食，朝食習慣，身体活動），健康状態（肥満度，むし歯，排便），食物アレルギー，社会経済的要因の状況	
	乳幼児身体発育調査	10年ごと	身長・体重・胸囲・頭囲，運動・言語機能，栄養法（母乳，人工，混合），妊娠中の喫煙・飲酒，母親のBMIと出生時体重	
文部科学省	学校保健統計調査	毎年	発育状態（身長，体重），痩身・肥満傾向児，健康状態（疾病・異常の有無），都道府県別，学校種別	
	学校給食栄養報告	毎年	栄養素等平均摂取量（2016年から隔年で調査），使用食品の分類別摂取量（2016年から隔年で調査），地場産物・国産食材の使用割合（単独・共同調理場別，全国平均，食材別，都道府県別）	
農林水産省	食料需給表	毎年	国内消費仕向量（飼料用，種子用，加工用，減耗量，粗食料），国内生産量，供給純食料，1人1日当たりの供給熱量・栄養素量，食料自給率（カロリーベース，重量ベース，生産額ベース，食料国産率）	
農林水産省 環境省	食品ロス量の推計値	毎年	食品ロス量，事業系食品ロス量，家庭系食品ロス量	
総務省統計局	家計調査	毎年	家計収支，貯蓄・負債，家計消費指数	

【演習・実習２－１】地域の公衆衛生・公衆栄養に関する情報収集

　健康・栄養に関する課題抽出のために，対象地域の現状について各調査資料を調べ，**表2-3**に数値を記入しましょう。

　また，国や県，他都市のデータと比較することによって見えてくる，調査対象地域の課題を書き出してみましょう。

調査対象地域の課題
 ・

表２-３　地域診断　公衆衛生データの検索

（地域名　　　　　　　　　　　　　　　）　　　　　　　　　　　　　　　　　　　　　　※e-Statを中心に検索のこと

	項目	実態		調査時点	調査資料
地域や社会集団の特性	人口		人		総務省統計局 国勢調査
	面積		km²		国土地理院 GIS・国土の情報
	年少人口の割合		％		総務省統計局 国勢調査
	生産年齢人口の割合		％		
	老年人口の割合		％		
	老年人口指数				
	従属人口指数				
	労働力人口比率		％		総務省統計局 労働力調査
	世帯数		世帯		厚生労働省 国民生活基礎調査
	65歳以上のみの単独世帯割合		％		
	平均寿命	男	歳		厚生労働省 簡易生命表
		女	歳		
	健康寿命	男	歳		厚生労働省 世界の統計
		女	歳		
	要介護認定者数		人		厚生労働省 介護保険事業状況報告
	市町村数		市町村		総務省統計局 市町村数
	保健所常勤職員数	管理栄養士	人		厚生労働省 地域保健・健康増進事業報告
		栄養士	人		
	市町村常勤職員数	管理栄養士	人		
		栄養士	人		
	病院数		施設		厚生労働省 医療施設調査
	介護老人保健施設数		施設		厚生労働省 介護サービス施設・事業所調査
	特定給食施設数		施設		厚生労働省 衛生行政報告例
	1歳6ケ月児健診受領率		％		厚生労働省 地域保健・健康増進事業報告
	3歳児健診受領率		％		
健康栄養状態	医療費	1人あたり	千円		厚生労働省 国民医療費
	出生率				厚生労働省 人口動態統計
	合計特殊出生率				
	乳児死亡率				
	新生児死亡率				
	周産期死亡率				
	悪性新生物死亡率				
	心疾患死亡率				
	脳血管疾患死亡率				
	有訴者率				厚生労働省 国民生活基礎調査
	受療率				厚生労働省 患者調査
	入院患者数（推計）		万人		
	外来患者数（推計）		万人		

健康・栄養状態	運動習慣者の割合（20歳以上）	男	%		厚生労働省　国民健康・栄養調査
		女	%		
	喫煙率	男	%		
		女	%		
	飲酒率（週3回以上）	男	%		
		女	%		
	糖尿病の罹患者数	強く疑われる者	万人		
		可能性がある者	万人		
	高血圧の罹患率	男	%		
		女	%		
	肥満者の割合（20歳以上）	男	%		
		女	%		
	エネルギー摂取量		kcal		
	食塩摂取量		g		
	脂肪エネルギー比率		%		
	野菜の摂取量		g		
	牛乳・乳製品の摂取量		g		
	豆類の摂取量		g		
	緑黄色野菜の摂取量		g		
	朝食の欠食率	男	%		
		女	%		

3．食事調査の種類と方法

　食物摂取状況を分析し，適切な対策を講じる食事調査の方法の重要性については，「日本人の食事摂取基準（2020年版）」において，食事摂取基準の活用の考え方として，食事評価に基づくPDCAサイクルが位置づけられていることによる。食事評価は適切な食事摂取状況のアセスメントとその評価から構成され，食事調査の方法の深い理解が必須となる。

　食事調査の方法には，食事記録法，24時間食事思い出し法，陰膳法（分析法），食物摂取頻度調査法，食事歴法，生体指標などがある。目的や対象者の特性，期間やコストに応じてどの食事調査の方法を用いるかを決定する。

　ここでは公衆栄養活動に利用されることの多い食事記録法（秤量法，目安量法），24時間食事思い出し法，食物摂取頻度調査法等について記す（**表2－4**）。

表2－4　食事摂取状況に関する調査法のまとめ

		概要	長所	短所	習慣的な摂取量を評価できるか	利用に当たって特に留意すべき点
食事記録法		・摂取した食物を調査対象者が自分で調査票に記入する。重量を測定する場合（秤量法）と，目安量を記入する場合がある（目安量法）。食品成分表を用いて栄養素摂取量を計算する。	・対象者の記憶に依存しない。・ていねいに実施できれば精度が高い。	・対象者の負担が大きい。・対象者のやる気や能力に結果が依存しやすい。・調査期間中の食事が，通常と異なる可能性がある。・データ整理に手間がかかり，技術を要する。・食品成分表の精度に依存する。	・多くの栄養素で長期間の調査を行わないと不可能。	・データ整理能力に結果が依存する。・習慣的な摂取量を把握するには適さない。・対象者の負担が大きい。
24時間食事思い出し法		・前日の食事，又は調査時点からさかのぼって24時間分の食物摂取を，調査員が対象者に問診する。フードモデルや写真を使って，目安量を尋ねる。食品成分表を用いて，栄養素摂取量を計算する。	・対象者の負担は，比較的小さい。・比較的高い参加率を得られる。	・熟練した調査員が必要。・対象者の記憶に依存する。・データ整理に時間がかかり，技術を要する。・食品成分表の精度に依存する。	・多くの栄養素で複数回の調査を行わないと不可能。	・聞き取り者に特別の訓練を要する。・データ整理能力に結果が依存する。・習慣的な摂取量を把握するには適さない。
陰膳法		・摂取した食物の実物と同じものを，同量集める。食物試料を化学分析して，栄養素摂取量を計算する。	・対象者の記憶に依存しない。・食品成分表の精度に依存しない。	・対象者の負担が大きい。・調査期間中の食事が通常と異なる可能性がある。・実際に摂取した食品のサンプルを，全部集められない可能性がある。・試料の分析に，手間と費用がかかる。		・習慣的な摂取量を把握する能力は乏しい。
食物摂取頻度調査法		・数十～百数十項目の食品の摂取頻度を，質問票を用いて尋ねる。その回答を基に，食品成分表を用いて栄養素摂取量を計算する。	・対象者1人当たりのコストが安い。・データ処理に要する時間と労力が少ない。・標準化に長けている。	・対象者の漠然とした記憶に依存する。・得られる結果は質問項目や選択肢に依存する。・食品成分表の精度に依存する。・質問票の精度を評価するための，妥当性研究を行う必要がある。	・可能。	・妥当性を検証した論文が必須。また，その結果に応じた利用に留めるべき。（注）ごく簡易な食物摂取頻度調査票でも妥当性を検証した論文はほぼ必須。
食事歴法		・上記（食物摂取頻度調査法）に加え，食行動，調理や調味などに関する質問も行い，栄養素摂取量を計算に用いる。				
生体指標		・血液，尿，毛髪，皮下脂肪などの生体試料を採取して，化学分析する。	・対象者の記憶に依存しない。・食品成分表の精度に依存しない。	・試料の分析に，手間と費用がかかる。・試料採取時の条件（空腹か否かなど）の影響を受ける場合がある。摂取量以外の要因（代謝・吸収，喫煙・飲酒など）の影響を受ける場合がある。	・栄養素によって異なる。	・利用可能な栄養素の種類が限られている。

資料）厚生労働省「日本人の食事摂取基準（2020年版）策定検討会報告書」2019を一部改変

1）食事調査の実施手順

　食事調査の実施にあたって重要なことは，調査目的，対象者，評価内容を十分に検討し計画を立て推し進めることである。

また，調査対象者には調査の目的や方法などを説明し，協力を依頼したうえで，同意（**インフォームドコンセント**[*1]）を得ることが必要である。標準的な流れを**図2-2**に示す。

*1 インフォームドコンセント：研究者が対象者（調査協力者）に対して事前に研究の目的，方法，研究に参加することによってもたらされるリスクと利益などに関する説明を十分に行ったうえで，対象者（調査協力者）から自由意志による研究への参加の同意・承諾を得ることである。

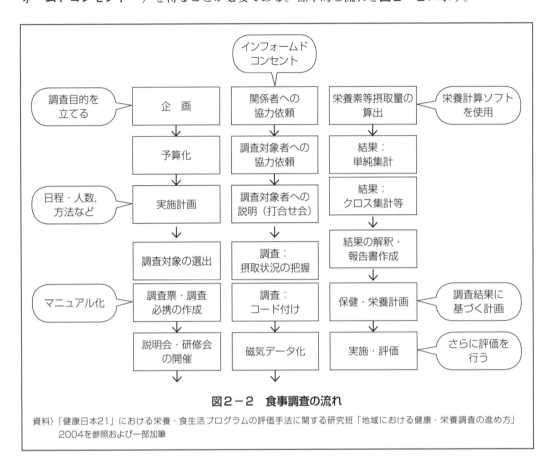

図2-2　食事調査の流れ

資料）「健康日本21」における栄養・食生活プログラムの評価手法に関する研究班「地域における健康・栄養調査の進め方」2004を参照および一部加筆

2）食事調査の実施にあたっての調査対象者への説明

　ここでは，重要な調査対象者に対する説明の一般的ポイントと説明する際の調査員についてのチェックポイントを示す。

【調査対象者への説明の一般的ポイントのチェック表】

□見栄を張ったり，簡素化したりしないで，「普段の食事」を記録すること

□食べたもの，飲んだものすべてを記録すること

□家族にも協力してもらうこと

□計れるものは全て計る。計れないものは無理しないこと

【調査方法を対象者に説明する際のチェック表】

□ 調査員としてコミュニケーション能力を持っている

□ 調査員自身が，調査方法の詳細（調査票）とデータ処理の概要を十分に理解している

□ 調査方法を説明するためのわかりやすい資料を用意している

□ 「普段の食事」をそのまま正確に記録することが，調査対象者の食生活状況を的確に評価することにつながることを理解し，説明できる

□ 記録を忘れやすい食事・食品と，それを防ぐ工夫を説明できる

□ 料理やその素材について知っている

□ 食品を計量・記録するポイントを説明できる

資料）「健康日本21」における栄養・食生活プログラムの評価手法に関する研究班「地域における健康・栄養調査の進め方」2004を参照および一部加筆

3）食事調査の実施

　各食事調査の方法の詳細については，「公衆栄養学」などほかの教科書を参考にしていただき，それぞれの調査にあたっての留意点のみを以下に示す。

（1）食事記録法（秤量法・目安量法）

　調査前には，調査に必要な資料の配付や説明はできているか確認する。調査対象者が調査方法（計量方法や記録方法など）について十分理解できているか確認し，調査に対しての理解と協力を得る。

　調査時には，調査票や秤^{はかり}，計量器の配布はできているか確認する。調査票の記入の仕方，調査に使用する計量器（秤や計量スプーン，計量カップなど）の使用方法も配布時に説明をする。

【食事記録調査票の点検チェック表】

ａ．食事

- □ 各日ごとに朝食・昼食・夕食があるか
- □ 「欠食」か「記入漏れ」を確認
- □ 食事ごとに主食があるか確認（抜けている場合は摂取の有無の確認）
- □ 料理ごとに調味料（卓上調味料含む）の記載の有無
- □ 料理名と使用食材の整合性はあるか

ｂ．食品番号

- □ 食品成分表に収載されていない（食品番号表にない）食品を使用していないか
- □ 詳細な区分が必要な食品は，種類を確認
- □ 生，乾燥など食品の状態を確認，
- □ 濃縮倍率や飲み物の希釈水などを確認

ｃ．食品重量

- □ 重量の抜けている食品はないか
- □ 重量は適切な量か（多すぎる，または少なすぎる食品はないか）
- □ 不明確な目安量や容量が記載されていないか
- □ すいかや魚・貝などは廃棄量が除かれた量を記載しているか
- □ 目測で記録したような重量はないか（乾燥食品や粉末食品は要注意）
- □ 調味料はひとり分の記録か

資料）「健康日本21」における栄養・食生活プログラムの評価手法に関する研究班「地域における健康・栄養調査の進め方」2004を参照および一部加筆

　調査後は，調査用紙の記入漏れはないか，日付，時間，調査対象者について，摂取食品や料理およびその分量の記録が適切かを確認する（**表2−5**）。

表2-5　食事記録票の記入例

月		日		曜日	学籍番号		氏名			

時　刻	食事の種類	料理名	外食・市販品は○	食品名 （食品，調味料）	目安量	重量(g)
7:00	朝　食	おにぎり たまご焼き お　茶		精白米　めし たまご 塩 砂　糖 植物油 煎茶　浸出液	茶碗1杯 2　杯	160 50 0.3 1.5 3 300mL
12:20	昼　食	弁当（テイクアウト） 鶏から揚げ2個 きんぴら お　茶	○ ○	精白米　めし のり かつおぶし 鶏もも肉 しょうゆ 酒 片栗粉 油 ごぼう にんじん しょうゆ 砂　糖 油 □□□茶 （販売：□□社）	1人前 1/2枚 1本280mL	250 0.1 0.1 50 3 2 3 5 20 5 1.5 0.8 1 280mL
15:30	間　食	お菓子 コーヒー	○	○○クッキー （ショコラオレンジ味） （販売：△△製菓） パッケージあり コーヒー浸出液 牛　乳	2　袋 1　杯	 120mL 30mL

（吹き出し）調味料を忘れずに

（吹き出し）なるべく市販品のパッケージを

（吹き出し）市販品の場合は商品名を

① 食品のコード化と重量換算の手順

　摂取栄養量を計算するためには，栄養計算ソフトを活用してデータ入力を行う。この時，目安量で記載された食品については重量への換算が必要となるので，標準化された換算表を利用する。

　次に日本食品標準成分表の食品番号[*1]や栄養計算ソフト専用のコードを使用して，食品をコード化[*2]して入力する。食品成分表未収載の食品については，代替食品を設定するか，オリジナルの食品コードを作成し，栄養素を入力する。代替食品やオリジナルの食品コード作成においても調査者間において統一を図ることが重要である。外食や惣菜・コンビニ弁当などの料理については，料理データベースを作成し料理コードを活用するとよい。

② 栄養計算と集計について

　栄養計算は専用のソフトウェアを活用すれば簡易である。集計については専用ソフトウェアの機能を活用したり，表計算ソフトなどの汎用ソフトを活用することも可能である。

③ 国民健康・栄養調査

　国民健康・栄養調査は，公衆栄養活動における重要な調査の1つである。国民健康・栄養調査の概要については，「公衆栄養学」などほかの教科書や厚生労働省および国立研究開発法人医薬基盤・健康・栄養研究所，国立健康・栄養研究所のホームページ等を参考にしていただきたい。ここでは国民健康・栄養調査として，わが国で長く行われている秤量法を参考にしながら，食事記録法の調査にあたっての調査員の留意点のみを示す。

＊1　**日本食品標準成分表の食品番号**：日本食品標準成分表に収録される食品は「食品群」「大分類」「中分類」「小分類」「細分」の4段階で区分され，各区分に割り当てられた番号で食品番号が構成されている。「小麦粉・強力粉・1等」であれば，食品群＝穀類（01），細分＝1等（020）を合わせた5桁の数字（01020）が食品番号となる。

＊2　**食品のコード化**：上記の食品番号のように，特定の数字や記号と，食品情報（食品名，エネルギー，含有成分量などを含む）をひもづけること。

国立研究開発法人医薬基盤・健康・栄養研究所

国立健康・栄養研究所

【調査方法を調査対象者に説明するときのチェック表】

□ 調査員自身が，調査の目的や方法などの詳細とデータ処理の概要を十分に理解して
　説明したか

□ 調査方法を説明するためにわかりやすい資料（記録例や手引書など）を用意していたか

□「普段の食事」をそのまま記録することが調査対象者の生活状況を的確に評価するこ
　とにつながることを理解し，説明したか

□ 記録を忘れやすい食事・食品とそれを防ぐ工夫について説明したか

□ 秤の使用方法と食品を計量・記録するポイントを説明したか

□ 案分法による記録方法について説明したか

□ 惣菜，コンビニ弁当，外食時のできあがった料理の記録方法について説明したか

□ 卓上で使用する調味料やドレッシング類などの記録方法について説明したか（調理
　時に使用した調味料でないため，ひとり分の純摂取量を記入）

□ 使用食品は摂取状態で記入することを説明したか（乾物か生かなど食品の状態について）

□ 欠食時についても記入漏れと区別するため「欠食」と記入することを説明したか

□ 濃縮食品や粉末食品に使用する水や湯についても記入することを説明したか

資料）「健康日本21」における栄養・食生活プログラムの評価手法に関する研究班「地域における健康・栄養調査
の進め方」2004を参照および一部加筆

目安量法については，秤量法の簡易的な変法ともいえるため，秤量法についての理解を深めて
いただきたい。目安量法では，目安量で記載された食品に対して，調査員が個々にグラム重量に
変換する作業が生じる。「目安量・重量換算表」が標準化を図る上で有用なツールとなる。

写真記録法は，対象者がデジタルカメラやカメラ機能付携帯電話などによりすべての飲食物を
撮影し，その情報を用いて食品の種類と量（摂取量）を推定し，栄養価計算に用いられる方法で
ある。しかし画像認知能力や撮影もれ等の問題などとともに，その利用方法には今後検討の余地
が残されている。

コラム　調査員力　レベルアップのコツ

　砂糖は1袋，卵は1個，ウィンナーソーセージ1本，それぞれ何グラムか？　手首から
中指の先端までの長さは何cmか，手を開いたときの親指から小指までは何cmか，知って
いると便利である。身近なものをどんどん計って，計量感覚をぜひ身につけよう！

【演習・実習2－2】食事記録調査用紙の説明

　調査対象者（学生間で）に，食事記録調査用紙の書き方について説明してみましょう。
　調査の目的や意義，調査方法など，とくに秤量記録法では秤や計量器での計量の仕方，計量のタ
イミングなど普段とは異なる作業があり注意深い説明が必要である。説明が終了したら，チェック
表を使ってお互いに評価してみましょう。

【演習・実習2－3】食事調査結果の記録（案分法）

　食事記録調査用紙（食品番号，調理コードは除いてよい）を用いて食事調査を実施し，案分法に
よる食事状況を次の表2－6に記録しましょう。なお，案分（配分）法とは家族が1つの料理を分
けながら食べた場合，誰がどのくらい食べたかおおよその割合で記入する方法である。残った場合
にはその割合も記入すること。

表2-6　国民健康・栄養調査における案分比率（調査票例）

家族が食べたものはすべて記載して下さい				その料理は，どのように家族で分けましたか？					
料理名	食品名	使用量（重量または目安量）(g)	廃棄量(g)	氏名 太郎	氏名 花子	氏名 次郎	氏名	氏名	残食分 残
とり水炊（水炊き全体を5と考える）	とり肉	400	なし	2/5	1/5	1/5			1/5
	根深ねぎ	150	30						
	白菜	350	50						
	焼き豆腐	200	なし						
	白滝	200	30						
	春菊	150	40						
	卵	60	なし	1	1	1			

（2）24時間食事思い出し法

　調査前には，面接の手順をマニュアル化し，調査の導入，時間の流れに沿った食事内容の思い出しを行うなど，見落としのないように順序立てて質問をする。

　調査後には，記録用紙の確認，データ入力については食事記録法に準じて行う。

【聞き取り時の調査員のチェックポイント】

□ フードモデルや食品の写真，イラストなど食品の量を推定するためのツールは準備できているか確認

□ 調査対象者に対して負担にならないよう配慮した時間枠の設定か

□ 時間の経過に沿って思い出しを容易にする適切な順序で質問ができているか

□ 調査対象者に対して回答の強要や詮索的な無理な質問はないか

□ 予想される回答や回答を誘導するために勝手な解釈をして質問をしていないか

□ 服装，姿勢，言葉づかいは適切か，高圧的な態度をとっていないか

□ フードモデルなどを使用し，正確な量の把握に努めているか

□ 想定外の回答も含め回答された内容を適切に記録しているか。また，記録用紙に記入漏れはないか

資料）「健康日本21」における栄養・食生活プログラムの評価手法に関する研究班「地域における健康・栄養調査の進め方」2004を参照および一部加筆

表2-7　24時間食事思い出し法の調査票（例）

昼　食（13時00分）（自宅・外出）　　　　　　　　実施日：△△年○月×日　火曜日

摂取量記録欄

	食べたもの	市販価格（円）	味付け程度	料理摂取量		食品材料名	食品摂取量	
				スケール	単位		目安量など	g数
主食	ラーメン	500	濃いめ	大 鉢	1	めん	1玉	
副食	野菜炒め		ふつう		1	豚肉 キャベツ 植物油 塩	バラうす少々 大1 少々	20 100 13 1
飲料	水			コップ1	1	水		150

料理摂取量とは，料理のかさを示すもの。

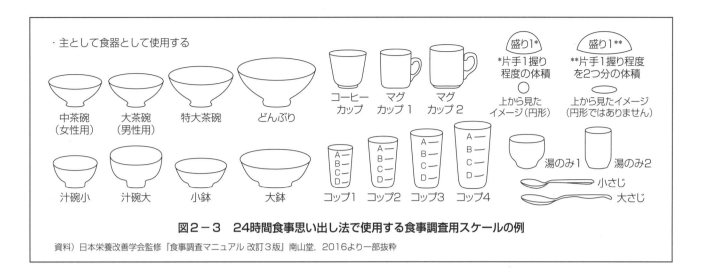

図2-3　24時間食事思い出し法で使用する食事調査用スケールの例

資料）日本栄養改善学会監修『食事調査マニュアル 改訂3版』南山堂, 2016より一部抜粋

【演習・実習2-4】24時間食事思い出し法による調査と評価

　24時間食事思い出し法を使用し，学生同士で食事の聞き取りを行い，食事調査を実施しましょう。
聞き取った食事内容を食品のコード化，栄養価計算ソフトや食品成分表を用いて栄養計算を実行
し，栄養素摂取量について食事摂取基準（集団）をもとに評価しましょう。

表2-8　24時間食事思い出し法・食事記入用紙（例）

調査日	朝昼夕間食の区分（食べた人数）	料理名	料理ごとに該当するものに1を入力する					調理法（確認のために記入）	食品コード	食品名	概量（目安量）（1人分）	重量（g）	スケール
			家庭内調理	宅配	調理済み・レトルト・冷凍	総菜・持ち帰り	外食						

（3）食物摂取頻度調査法（FFQ）

　食物摂取頻度調査法（Food Frequency Questionnaire：FFQ）は，ある一定の期間（1か月，
1年）に摂取した食品，料理について質問する調査法である。

　一般的に調査票は

・どのような食物を食べたかを問う食品リスト

・ある一定期間内の摂取頻度

・1回あたりの平均的な摂取量（目安量）

以上の3項目から構成される。

　食物摂取頻度調査法には，食品の摂取頻度のみを質問する定性的食物摂取頻度調査法と，食物
の摂取頻度に加え摂取量についても質問し，栄養素等摂取量の概量を推定する半定量食物摂取頻
度調査票（Semi-quantitative Food Frequency Questionnaire：SQFFQ）がある。

　ここでは食物摂取頻度調査法を用いる場合の留意点のみを以下に示す。

　調査前には，調査の目的や方法について十分説明できているか確認し，調査対象期間などについても十分理解してもらう。

　調査用紙の記入方法について十分な説明をし，とくに**ポーションサイズ**[*1]の推定について理解してもらう。

　調査後には，調査用紙の記入漏れはないか確認する。とくに自記式の場合には記入漏れや解釈の間違いがないか，ていねいな確認が必要である（**表2－9**，**図2－4**）。

*1 ポーションサイズ：ある食品を日常生活で数えるのに使う単位。1匙，1枚，1切れ，1個，1カップといった目安量に近いものである。半定量的食物摂取頻度調査法において，1回当たりの平均的な摂取重量を推定するために用いられる。

表2－9　食物摂取頻度調査票と記入例

食品の種類	どれくらいの頻度で食べますか？									どれくらいの量を食べますか？			
	まったくまたは月に1回未満	月に1回	月に2~3回	週に1回	週に2回	週に3~4回	週に5~6回	日に1回	日に2回以上	1人前（中等量）	あなたの1人前		
											S	M	L
果物およびジュース													
例―みかんなど	○	○	○	○	●	○	○	○	○	1個または半カップ	○	○	●
りんご，りんごソース，西洋なし，	○	○	○	○	○	○	○	○	○	1個または半カップ	○	○	○
バナナ	○	○	○	○	○	●	○	○	○	中1本	○	●	○
桃，アプリコット（生あるいは缶詰）	○	○	○	○	○	○	○	○	○	1個または半カップ	○	○	○
マスクメロン（旬の時期）	○	○	○	○	○	○	○	○	○	中1/4個	○	○	○
マスクメロン（他の時期）	○	○	○	○	○	○	○	○	○	中1/4個	○	○	○

野菜の目安量（実物大）

1回に食べる量が写真と同じくらいなら『同じ』をぬりつぶしてください。
写真より多ければ（1.5倍以上）『多い』を，少なければ（半分以下）『少ない』をぬりつぶしてください。

（イ）にんじん
　　4分の1本
　　（50g位）

（ロ）ほうれんそう
　　2かぶ
　　（50g位）

（ハ）かぼちゃ
　　4～5cm角切り1個
　　（40g位）

（ニ）キャベツ
　　中葉2分の1枚
　　（30g位）

（ホ）だいこん
　　2cm輪切り1個
　　（80g位）

つぎの野菜は左のページ写真を参考にして，でまわっている季節に食べる頻度や量を記入してください。

食品名	月に1回未満	月に1~3回	週に1~2回	週に3~4回	週に5~6回	毎日1回	毎日2~3回	毎日4~6回	毎日7回以上	一回あたりの目安量	目安量より		
											少ない（半分以下）	同じ	多い（1.5倍以上）
にんじん	○	○	○	○	○	○	○	○	○	写真（イ）参照	○	○	○
ほうれんそう	○	○	○	○	○	○	○	○	○	写真（ロ）参照	○	○	○
かぼちゃ	○	○	○	○	○	○	○	○	○	写真（ハ）参照	○	○	○
キャベツ	○	○	○	○	○	○	○	○	○	写真（ニ）参照	○	○	○
だいこん	○	○	○	○	○	○	○	○	○	写真（ホ）参照	○	○	○

つぎの野菜や果物は，でまわっている季節に食べる頻度や量を記入してください。

	食品名	月に1回未満	月に1~3回	週に1~2回	週に3~4回	週に5~6回	毎日1回	毎日2~3回	毎日4~6回	毎日7回以上	一回あたりの目安量	少ない（半分以下）	同じ	多い（1.5倍以上）
漬物	たくわん	○	○	○	○	○	○	○	○	○	3きれ（30g位）	○	○	○
	緑の葉のつけもの（野沢菜・高菜）	○	○	○	○	○	○	○	○	○	漬物小皿1枚（30g位）	○	○	○
	うめぼし	○	○	○	○	○	○	○	○	○	中1個（8g位）	○	○	○
	はくさい	○	○	○	○	○	○	○	○	○	漬物小皿1枚（30g位）	○	○	○
	きゅうり	○	○	○	○	○	○	○	○	○	漬物小皿1枚（30g位）	○	○	○
	なす	○	○	○	○	○	○	○	○	○	漬物小皿1枚（30g位）	○	○	○
	ピーマン	○	○	○	○	○	○	○	○	○	1個（30g位）	○	○	○
	トマト	○	○	○	○	○	○	○	○	○	4分の1個（50g位）	○	○	○
	ながねぎ	○	○	○	○	○	○	○	○	○	4分の1本（20g位）	○	○	○
	にら	○	○	○	○	○	○	○	○	○	2かぶ（20g位）	○	○	○
	しゅんぎく	○	○	○	○	○	○	○	○	○	3分の1束（30g位）	○	○	○
	こまつな	○	○	○	○	○	○	○	○	○	1かぶ（20g位）	○	○	○
	ブロッコリー	○	○	○	○	○	○	○	○	○	3房（30g位）	○	○	○
	たまねぎ	○	○	○	○	○	○	○	○	○	4分の1個（50g位）	○	○	○
	きゅうり	○	○	○	○	○	○	○	○	○	3分の1本（30g位）	○	○	○
	なす	○	○	○	○	○	○	○	○	○	1個（60g位）	○	○	○
	はくさい	○	○	○	○	○	○	○	○	○	中葉3分の1枚（30g位）	○	○	○
	ごぼう	○	○	○	○	○	○	○	○	○	4分の1本（40g位）	○	○	○
	もやし	○	○	○	○	○	○	○	○	○	4分の1袋（25g位）	○	○	○
	さやいんげん	○	○	○	○	○	○	○	○	○	6さや（30g位）	○	○	○
	レタス	○	○	○	○	○	○	○	○	○	中葉1枚（10g位）	○	○	○

記入不可　●●●

図2－4　食物摂取頻度調査票（FFQを使用した栄養調査）

資料）厚生労働省『多目的コホート研究に基づくがん予防などの健康の維持・増進に役立つエビデンスの構築に関する研究』班「健康づくりアンケート」より

　栄養計算については，調査票に対応した栄養計算ソフトが開発されている場合が多いので専用ソフトを使用する。集計についても集計機能などを活用してエネルギーおよび栄養素摂取量を推定し，解析する（集計，解析方法については本章第5節，p.25〜を参照）。

　エネルギーおよび栄養素摂取量は集団の分布を観察し，食品や栄養素と疾患などとの関連をみる解析を行う。または，エネルギーおよび栄養素摂取量の分布から食事改善の必要なグループのスクリーニングを行う。

4）食事調査による評価

　地域など集団を対象とした食事改善を目的とした評価（アセスメント）に食事摂取基準を活用する（図2-5，2-6）。まず食事調査などにより食事摂取状況の評価を行い，その結果に基づいた食事改善を計画し，実施する。しかし困難な場合には，必要最低限の栄養状態の指標を測定または既存資料から得る情報をもって代用する場合もある。

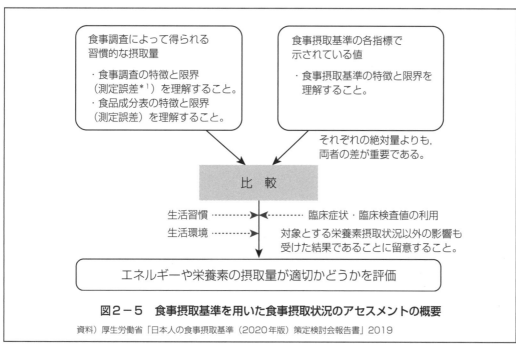

図2-5　食事摂取基準を用いた食事摂取状況のアセスメントの概要

資料）厚生労働省「日本人の食事摂取基準（2020年版）策定検討会報告書」2019

＊1　測定誤差：特に留意すべき測定誤差に，対象者の申告が事実と異なる「過小申告・過大申告」と，「日間変動（p.25参照）」の2つがある。なかでもエネルギー摂取量は，「集団平均値として男性11％程度，女性15％程度の過小申告が存在する」と報告されている（「日本人の食事摂取基準（2020年版）」より）。

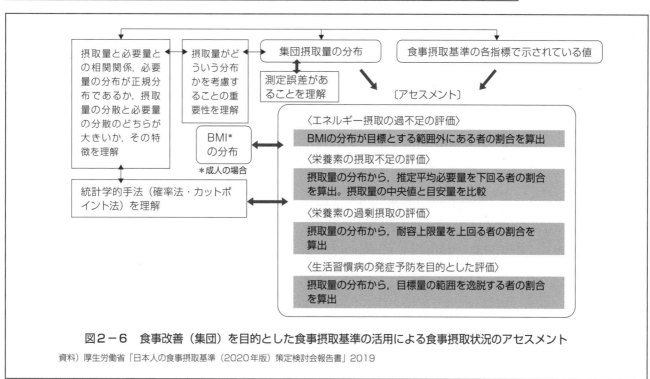

図2-6　食事改善（集団）を目的とした食事摂取基準の活用による食事摂取状況のアセスメント

資料）厚生労働省「日本人の食事摂取基準（2020年版）策定検討会報告書」2019

【参考・引用文献】
1）厚生労働省「日本人の食事摂取基準（2020年版）策定検討会報告書」2019
2）厚生労働省「研究に関する指針について」
　　https://www.mhlw.go.jp/stf/seisakunitsuite/bunya/hokabunya/kenkyujigyou/i-kenkyu/index.html（2022年7月28日）
3）「健康日本21」における栄養・食生活プログラムの評価手法に関する研究班「地域における健康・栄養調査の進め方」
　　2004
4）（独）国立研究開発法人　医薬基盤・健康・栄養研究所　国立健康・栄養研究所
　　https://www.nibiohn.go.jp/eiken/info/kokucho.html,（参照2022年09月15日）
5）日本栄養改善学会監修『食事調査マニュアル　改訂第2版』南山堂，2008
6）国立がん研究センター　多目的コホート研究に基づくがん予防などの健康維持・増進に役立つエビデンスの構築に関す
　　る研究班「健康づくりアンケート」1995
7）日本栄養改善学会監修『食事調査マニュアル　はじめの一歩から実践・応用まで　改訂3版』南山堂, 2016

4．アンケート調査による情報収集

　アンケート調査（質問票による調査）は，食・生活習慣のなかで生じている問題を解決するために，問題に関係している人や集団に対して同じ質問を行い，質問に対する回答としてデータを収集し，そのデータを解析することにより問題解決に役立つ情報を引き出していくという一連のプロセスである。印刷した調査票を用いて回答する形式に加え，最近では，インターネット上で回答できるオンライン調査形式も増えてきている。アンケート調査の実施手順（例）を示す。

アンケート調査の実施手順（例）

①テーマの設定（どういう目的で，なぜその調査が必要なのかなどを明確にして考える）
②調査実施計画（対象者，対象人数，調査時期などの設定）
③質問票の作成
④倫理審査委員会に提出する申請書類の作成および審査
⑤対象者への協力依頼（インフォームドコンセントの取得）
⑥アンケート調査の実施
⑦データの作成（PC入力によるデータ化と個人情報のコード化）
⑧データの集計・解析
⑨調査報告書作成

1）質問票の作成

　質問票は，多くの項目について実施すれば多くの事柄について実態を把握することができるが，調査の項目が多すぎて対象者の負担になるようでは協力してもらうことは難しく，調査内容に対する信頼性をも欠くことになる。調査の目的や知りたい情報収集への必要性を考慮し，最小限必要な調査項目を選定する。A4用紙1枚（両面）あるいは2枚（片面ずつ）などに収めることが望ましい。また，調査票は，対象者の年齢，理解度，協力性などに見合うような内容とすることが大切である。

　質問票の構成は，大きく「フェイスシート」「質問項目」「回答項目」からできている。

（1）フェイスシート

　氏名，性別，年齢（学年），家族構成などの個人情報に関わる質問項目となる部分をフェイスシートという。フェイスシートは対象者の属性を表すだけでなく，データ整理をするときの処理をしやすくするために大きな役割を果たす。

（2）質問項目

　仮説を設定し，どのような質問項目を設定すれば知りたい事柄を明らかにできるかを決める。たとえば，"食生活の乱れは欠食，間食，外食などに原因がある"の仮説に対し，朝食の摂取状況，間食内容，外食の利用頻度，夕食後の飲食などを質問票の質問項目にする。

　質問項目を質問文にするには，次のような事項に注意する。ａ．文体は肯定の疑問文にし，否定文は避ける。ｂ．聞きたい事柄に対して限定的な条件（例えば，問1で「はい」を選択した人のみ回答してほしい場合など）が必要な場合は，具体的な限定条件（「問１で「はい」を選択した人のみ回答して下さい」）を明示する。ｃ．質問文の定義や意味を明確にし，知りたい内容を聞くような文章にする。ｄ．意味の違う複数の用語を盛り込まない。ｅ．誘導質問は避ける。ｆ．必要以上の質問は入れないで，質問項目の流れや量にも配慮する。

（3）回答項目

　回答項目では，質問項目の設定に対して，その回答の形式にも留意が必要である，質問の回答形式には，①自由回答法（具体的に回数や量などを回答してもらう），②２項選択法（２つの選択肢から選ぶ），③多項選択法（３つ以上の選択肢から１つまたは２つ以上を選ぶ）がある。調査票には，回答が自由回答なのか，選択肢から選ぶ場合は１つだけ選択する単一回答なのか，複数個選択する複数回答なのかを明記する。

　回答には，文字データと数字データがある。文字データで得られた情報は，データの整理をしやすいように数字データの１や２などで表現することがある。この場合の数字は，数学的な計算や大小を比較することができない。このようなデータを名義尺度（性別，疾患分類など）という。データの尺度には，そのほかに順序尺度（順位，摂取頻度，肥満度など），間隔尺度（気温，体温など），比率尺度（身長，回数，血圧など）があり，これらの数字データは，数字的な計算や大小比較が可能である。また，尺度によってできる統計処理が異なるので，表２−10に示した主な統計手法のフローチャートを参考に注意が必要である。

表２−10　主な統計手法のフローチャート

尺　度	目　的	条　件			統計手法
間隔・比率尺度 数値データ化した 順序尺度	1．データの要約	⇒分布の形をみる			⇒度数分布
		⇒特性値をみる	⇒正規分布[a]のとき		⇒平均値±標準偏差[*1]
			⇒正規分布ではないとき		⇒中央値, 25パーセンタイル値, 75パーセンタイル値
	2．数量データの 　２群間比較	⇒2群が独立関係 対応のない場合[c]	⇒正規分布のとき	⇒等分散[b]のとき	⇒対応のない t 検定
				⇒等分散ではないとき	⇒ウェルチの t 検定
			⇒正規分布ではないとき		⇒マン・ホイットニーのU検定　ノンパラメトリック （ウィルコクソン順位和検定）
		⇒2群が従属関係 対応のある場合[d]	⇒正規分布のとき		⇒対応のある t 検定
			⇒正規分布ではないとき		⇒ウィルコクソン符号付順位和検定 ノンパラメトリック
	3．数量データの 　多群比較	⇒正規分布，等分散のもとで			⇒一元配置分散分析
			⇒他の因子（交絡因子[e]）を調整		⇒共分散分析
		⇒正規分布ではないとき	⇒対応のない場合		⇒クラスカル・ワリス検定　ノンパラメトリック
			⇒対応のある場合		⇒フリードマン検定　ノンパラメトリック
名義・順序尺度	4．比率の 　２群比較	⇒対応のない場合			⇒カイ2乗検定
		⇒対応のある場合			⇒マクネマー検定
間隔・比率尺度 名義・順序尺度	5．相関と回帰[f]	⇒相関の形をみる			⇒散布図
		⇒相関の程度をみる	⇒正規分布のとき		⇒ピアソンの相関係数
			⇒正規分布ではないとき		⇒スピアマンの順位相関係数　ノンパラメトリック
間隔・比率尺度		⇒関数関係をみる			⇒単回帰分析
		⇒他の因子（交絡因子）を調整して関数関係をみる			⇒重回帰分析

a 正規分布：データの頻度分布図を作成したとき，ほぼ左右対称の形をした分布を示す場合をいう。
　　　正規性の検定により判断することもできる。正規分布でないときはノンパラメトリックな手法を用いる。
b 等分散：２つのデータの分散が等しい。F検定によって等分散性を推定する。
c 対応のない場合：異なる対象からとったデータや，同じ対象でも異なるデータをとった場合で，“対応なし”という。
d 対応のある場合：同じ対象から同じデータをとった場合，“対応あり”という。
e 交絡因子：調べようとする因子（原因とみられる要素）以外の因子で，結果に影響を与えるものを交絡因子という。
f 回帰（分析）：従属変数（目的変数）が独立変数（説明変数）によってどれくらい説明できるのかを定量的に分析すること。
資料）中村好一編『論文を正しく読み書くためのやさしい統計学 改訂第2版』診断と治療社，p.12，図7，2010を一部改変

*1 標準偏差：平均値からのズレを数値化して，データ分布のばらつき具合を表す指標の一つ。標準偏差が大きいほど，ばらつきが大きい。英Standard Deviatation の略称SDも使用される。

【演習・実習2−5】調査票を読み解く

右の「調査票の例」を見ながら下記の事柄について考えてみましょう。

1. フェイスシートとなる質問項目はどれか？
2. 回答項目のなかで名義尺度，順位尺度，比率尺度によるものはどれか？
3. Q10として，朝食内容を知るための質問文を次の条件に従い作成しましょう。条件は，回答形式を多項選択法とし，複数回答できるようにする。
4. Q11として，朝食にかける時間を知るための質問文を次の条件に従い作成しましょう。条件は，回答形式を二項選択法で，順位尺度とする。
5. 完成した調査票の全体から考えられるテーマ設定（どういう目的で，なぜその調査が必要なのか）と対象者の設定をしましょう。また，独立変数（原因）と従属変数（結果）をあげながら，考えられる仮説を立てましょう。

朝食に関するアンケート

調査実施日：　　年　　月　　日（　　）

略

あなたの朝食に関する質問をします。当てはまるものに○をつけて下さい。（　　）内には，数字または適当な文字を記入して下さい。

Q1. 性別：①男　　②女

Q2. 年齢：（　　　）歳

Q3. 家族数：（　　　）人

Q4. 兄弟姉妹数：（　　　）人

Q5. 祖父母との同居：①はい　　②いいえ

Q6. 日頃，食事を作る人は仕事をしていますか？　①はい　　②いいえ

Q7. 身長：（　　．　　）cm　　　　体重：（　　．　　）kg

Q8. 平日の起床時間は何時ですか？〈あてはまるものひとつに○をつけて下さい〉
　　①6時前　　②6時〜7時までに　　③7時〜7時30分までに
　　④7時30分〜8時までに　　⑤8時より遅い

Q9. 朝食は食べますか？〈あてはまるものひとつに○をつけて下さい〉
　　①毎日食べる　　②ときどき食べない　　③ほとんど食べない
　　　　　　　　　　↓　②，③と答えた人のみ答えて下さい

Q9−A. 朝食を食べないことがあるのはどうしてですか？
　　　　　　　　　　　　　　　〈あてはまるものすべてに○をつけて下さい〉
　　①おなかが空いてない　　②時間がない　　③体型が気になるから
　　④家の人が作ってくれない　　⑤そのほか（　　　　　　　　　　）

略

ご協力ありがとうございました。
○○大学　栄養学部
公衆栄養研究室　○○○○
連絡先：000-000-0000

調査票の例

【演習・実習2−6】調査票の作成

テーマ設定（どういう目的で，なぜその調査が必要なのか）と対象者の設定を自由に考え，オリジナルの調査票をA4用紙片面1枚に収まるように作成しましょう。

2）倫理審査委員会に提出する申請書の作成

人を対象とした調査研究をおこなう際は，対象者の人権および尊厳を重んじ，個人情報の保護[1]に留意しなければならない。そのためには，対象者を保護し，研究の公正と信頼性を確保することを目的として，事前に研究計画の倫理審査を受けることが必要である。倫理審査は，所属機関の倫理審査委員会に申請書類を提出し，2021（令和3）年に文部科学省，厚生労働省，経済産業省により制定された「人を対象とする生命科学・医学系研究に関する倫理指針[2]」（2022年一部改正）に従い審議される。

図2−7に倫理審査委員会に提出する"倫理審査申請書"の例を示す。申請書類の様式は，提出する機関により異なる。申請書類には，倫理審査申請書のほかに"研究計画書"（図2−8），インフォームドコンセント[3]の取得に必要な"調査協力のお願いおよび同意書"（図2−9），"調査票"などが必要である。

---

*1 個人情報の保護のための匿名化：個人情報は，個人情報保護法により，原則としてコード化して個人が特定できない形式でパソコンに入力するなどのデータ化が必要である。これを匿名化という。コード化によって個人が特定できなくなったデータは，必要な場合に個人を識別できるように，その人とコード化された符号または番号の対応表を作成することによって対処される。この方法を連結可能匿名化という。

*2 人を対象とする生命科学・医学系研究に関する倫理指針

*3 第2章第3節 p.12 参照。

【参考・引用文献】
1）厚生労働省：研究に関する指針について，https://www.mhlw.go.jp/stf/seisakunitsuite/bunya/hokabunya/kenkyujigyou/i-kenkyu/index.html（2022年7月28日）

人を対象とする研究　倫理審査申請書

申請日：　　年　　月　　日

倫理審査委員会委員長　殿

申請者（研究責任者）　　　所属
職名
氏名　　　　　　印

Ⅰ．研究計画の概要

1．研究計画名	
2．研究期間	＿＿＿＿年＿＿＿＿月＿＿＿＿日（または「研究の実施が承認された日」）から ＿＿＿＿年＿＿＿＿月＿＿＿＿日まで実施される予定
3．共同研究者	所属＿＿＿＿＿＿＿＿＿＿＿＿　職名＿＿＿＿＿＿＿＿＿＿　氏名＿＿＿＿＿＿＿＿＿＿＿＿
4．研究の概要	
5．研究成果の公表方法	
6．添付資料	研究計画書 調査協力の依頼書および同意書 調査票　　　　　　　　　　その他（　　　　　　　　　　　　　　　　）

Ⅱ．対象者（調査協力者）への倫理的配慮について

7．対象者および選定方法	
8．インフォームドコンセント（説明にもとづく同意）の取得	説明の方法：文書と口頭の区別，　個別と集団の区別を含む。 取得方法： 　対象者からと代諾者からの区別　　代諾者＿＿＿＿＿＿＿＿＿＿＿＿＿ 　文書による同意と質問に回答することをもって同意の区別を含む。
9．協力による利益	調査協力者が直接的にうける利益を具体的に。
10．身体的・精神的・社会的リスクと対応	不可避的に伴う侵襲の有無とその対応を具体的に。 発生する可能性のある身体的・精神的・社会的リスクとその対応を具体的に。
11．協力を拒否することの権利を守るための措置	調査協力に同意した場合でも，不利益を受けることなく同意を撤回することができ，提供されたデータは廃棄され，研究のために用いられることがないことを明記する。 ※学生（児童生徒を含む）を対象とする場合は，成績評価に影響を与えない旨を明記する。
12．データ収集方法や処理等における個人情報の保護のための措置	調査協力者の秘密保持の厳守のために，収集したデータは施錠可能な場所に保管し，個人を特定できないように連結可能匿名化[*1]また，収集したデータは，研究終了後，（＿＿＿＿年＿＿＿＿月まで保管し，）すべて処分することを明記する。 ※連結可能匿名化する場合は，個人名と識別コードの連結表の保管管理を含む。

図2－7　倫理審査申請書の例

＊1　**連結可能匿名化：** コード化によって個人が特定できなくなったデータを識別できるように，個人とコード化された符号または番号の対応表を作成して，対処すること。

研究計画書

1. 研究計画名
2. 研究期間
　　----------------年-------月-------日（または「研究の実施が承認された日」）から
　　----------------年-------月-------日 まで実施される予定
3. 研究責任者および共同研究者
　　研究責任者：
　　共同研究者：
4. 研究内容
　　背景：
　　目的：
　　意義（必要性）：
　　期待される成果：
5. 対象者
　　調査対象者の概数（性別，年齢別，所属別，学校別，学年別，地域別なども）
6. 方法：調査内容，実施方法
　　調査内容
　　調査法
　　1回（日）あたりに要する時間（待ち時間も含めた拘束時間および調査にかかる正味の時間）
　　回数（日数）
　　対象者一人あたりの期間
7. 調査協力者への倫理的配慮
　　インフォームドコンセント（説明にもとづく同意）　図2−7倫理審査申請書 項目番号8.参照
　　個人情報の管理と匿名化　図2−7倫理審査申請書 項目番号12.参照
　　安全確保のための方策　図2−7倫理審査申請書 項目番号10.参照
　　謝礼（現金，図書カードなど）
　　※学生（児童生徒を含む）を対象とする場合は，成績評価に影響を与えない旨を明記
8. 研究成果の公表方法

図2−8　研究計画書の例

調査協力のお願いおよび同意書

「 ○○○○○ 」に関する調査協力のお願い

　　　　　　　　　　　　　　　　　　　研究責任者 所属
　　　　　　　　　　　　　　　　　　　　　　　　 職名
　　　　　　　　　　　　　　　　　　　　　　　　 氏名　　　　　　　印

　○○○○○ では，「 ○○○○○ 」のテーマによる調査を計画しております。研究および調査内容は下記の通りです。なお，調査協力者への倫理的配慮については厳守し，協力者の人権と安全を尊重いたします。調査対象者としてご協力くださいますよう，よろしくお願いします。
記
1. 研究計画名
2. 研究期間
　　----------------年-------月-------日（または「研究の実施が承認された日」）から
　　----------------年-------月-------日 まで実施される予定
3. 研究内容
　　背景，目的，意義（必要性），期待される成果
4. 対象者
　　調査対象者の概数（性別，年齢別，所属別，学校別，学年別，地域別なども）
5. 方法：調査内容，実施方法
　　調査内容，調査法
　　1回（日）あたりに要する時間（待ち時間も含めた拘束時間および調査にかかる正味の時間）
　　回数（日数），対象者一人あたりの期間
6. 調査協力者への倫理的配慮
　　インフォームドコンセント（説明にもとづく同意）　図2−7倫理審査申請書 項目番号8.参照
　　個人情報の管理と匿名化　図2−7倫理審査申請書 項目番号12.参照
　　安全確保のための方策　図2−7倫理審査申請書 項目番号10.参照
　　謝礼（現金，図書カードなど）
　　※学生（児童生徒を含む）を対象とする場合は，成績評価に影響を与えない旨を明記
7. 研究成果の公表方法
8. 研究内容に関する問い合わせ先
　　研究責任者：氏名，所属，職名，連絡先（電話，メールアドレス）
　　共同研究者：氏名，所属，職名のみ

同　意　書

研究責任者：(氏名，所属，職名)
----------------------------殿

　私は，「○○○○○」の研究目的，方法および倫理的配慮についての説明を受け，本調査の趣旨を十分に理解し，対象者として調査に協力することに同意します。
　　　　　　　　　　　　　　　　　　　　----------------年-------月-------日
　　　　　　（調査協力者ご本人による同意書を提出された場合は以下に署名をお願いします）
　　　　　　　　　　　　調査協力者氏名（自署）：-----------------------------
　　　　　　（代諾者による同意書を提出された場合は以下に署名をお願いします）
　　　　　　　　　　　　代諾者氏名（自署）：-----------------------------
　　　　　　　　　　　　調査協力者との続柄：-----------------------------

図2−9　調査協力のお願いおよび同意書の例

5．収集した情報の処理と分析

1）統計処理の前に考慮が必要な事項

公衆栄養アセスメントに必要なデータを収集し終えたら，データの形式に基づいた適切な統計処理を行う必要がある。しかし，手元にあるデータを吟味することなく統計処理すると，誤った解釈を導く危険性がある。ここでは，データを統計処理する前に考えておかなければならない留意点について学習する。

なお，本節「5．収集した情報の処理と分析」の学習において利用するソフトウェアは，公衆栄養活動においても比較的よく利用されている表計算ソフトウェアMicrosoft Excel（以下Excel）とする。セルへの計算式入力や表・グラフ作成方法などの基本的な操作については説明を省略するので，他の文献を参照されたい。

（1）個人内変動

個人内変動とは，摂取しているエネルギー，栄養素量や食品の種類が同一人のなかで日々異なることを指す。期間の単位を日，月，季節とした場合には，それぞれ日間変動，月間変動，季節間変動となる。公衆栄養アセスメントにおいて知りたい情報とは，特定の日に摂取したエネルギー，栄養素量や食品量ではなく，習慣的な摂取状況である。そこで，次の**表2-11**のデータを用いて個人内変動を制御する方法，すなわち平均的な摂取量を把握する代表的な方法を学習する。

表2-11　ある集団に対し2週間（14日間）のカルシウム摂取量を調査した結果（例）

対象者No	10月1日	10月2日	10月3日	10月4日	10月5日	10月6日	10月7日
1	215	630	478	495	504	188	342
2	492	507	329	189	378	276	210
3	412	219	207	226	434	506	525
4	342	406	497	649	426	511	475
5	631	556	420	439	546	329	406

	10月8日	10月9日	10月10日	10月11日	10月12日	10月13日	10月14日
	597	607	566	228	290	476	531
	447	347	201	439	592	263	278
	300	291	475	592	412	437	471
	139	356	412	463	339	532	511
	442	668	225	479	427	358	431

表中の数値の単位：mg

まず，表2-11のデータを用いて，対象者個人ごとの日々のカルシウム摂取量を折れ線グラフにする（❶）。この作業によって，日間変動の意味と制御することの大切さを理解する。

次に，平均的な摂取量を把握するため，積算平均値を計算する（表2-12）。計算が終わったら，計算後のデータに基づいた対象者個人ごとの日々のカルシウム積算平均摂取量を折れ線グラフにする（❷）。

❶

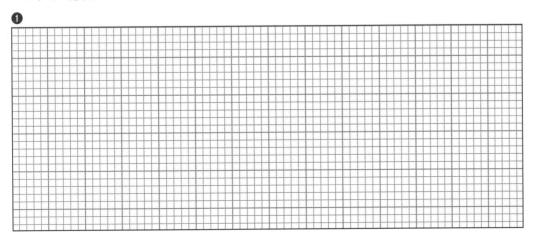

表2-12　ある集団を構成する個人のカルシウムの積算平均摂取量

対象者No	10月1日	10月2日	10月3日	10月4日	10月5日	10月6日	10月7日
1	a	b	c	d			
2							
3							
4							
5							

10月8日	10月9日	10月10日	10月11日	10月12日	10月13日	10月14日

表中の数値の単位：mg

計算方法：対象者1のデータで説明する。

　　10月1日のセル(a)には，10月1日のデータをそのまま採用する。

　　bには，(a+b)/2 の計算式を入力する。

　　cには，(a+b+c)/3 の計算式を入力する。

　　d以降，同様に平均値を計算させる。

❷

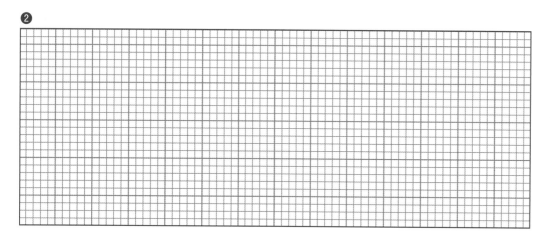

作成したグラフ❶と，グラフ❷を見比べ，どのような情報が読み取れるかを記述する。

（2）個人間変動

　個人間変動とは，摂取している栄養素量，食品の種類等が一人ひとり異なることを指し，いわゆる個人差に当たるものである。

　公衆栄養活動は，集団を対象に行われる活動であるから，集団の平均値を求める作業が行われる。**表2-13**のデータを用いて，栄養素摂取量の平均値とデータのばらつき具合を示す標準偏差を求める。

表2-13　ある集団を構成する個人の栄養素摂取量

対象者No	たんぱく質（g／日）			ビタミンC（mg／日）		
	10月1日	10月2日	10月3日	10月1日	10月2日	10月3日
1	76.4	76.2	77.0	104.3	228.4	116.6
2	80.9	76.1	80.1	31.6	125.2	170.5
3	113.7	84.7	75.6	34.4	105.9	15.1
4	82.0	91.9	80.1	83.6	48.8	95.6
5	26.2	74.2	112.5	67.4	112.5	185.7
6	113.0	39.3	81.1	27.7	188.1	221.9
7	72.6	24.5	26.0	245.1	139.1	121.6
8	66.6	72.2	111.9	113.6	175.4	102.9
9	84.5	94.0	71.8	18.8	244.9	47.4
10	71.4	36.0	65.9	168.5	42.4	109.3
11	66.6	42.4	83.7	139.3	126.3	182.8
12	68.8	113.2	70.7	123.5	109.5	135.1
13	92.0	103.5	65.9	97.0	33.2	123.7
14	86.0	54.8	68.1	96.4	36.1	42.3
15	68.0	69.8	91.1	162.8	87.7	129.9
16	86.9	79.4	85.1	267.1	70.7	53.1
17	60.4	82.5	67.3	167.3	29.1	67.0
18	105.9	77.9	86.0	37.6	257.4	74.0
19	52.0	82.5	74.0	114.4	119.3	136.4
20	78.5	116.0	73.9	167.2	19.7	106.3
21	68.5	83.6	82.2	14.8	176.9	32.2
22	66.7	26.7	89.2	93.8	146.3	35.0
23	101.6	115.2	72.0	182.1	129.6	85.2
24	89.3	74.0	38.2	217.5	101.8	68.7
25	86.8	67.9	23.8	119.2	101.2	28.2
26	93.7	86.2	70.1	100.9	171.0	250.0
27	91.3	72.8	91.2	46.5	280.5	115.9
28	63.8	67.9	34.9	107.1	175.7	19.2
29	99.7	70.2	41.1	179.2	39.5	171.8
30	92.4	93.8	109.9	132.4	120.1	142.1
31	65.4	87.7	100.5	167.0	175.5	125.9
32	67.7	69.4	53.2	233.3	15.5	98.9
33	85.1	88.6	67.7	40.4	98.5	98.3
34	74.7	61.6	51.5	120.3	191.2	166.1
35	74.6	108.0	77.8	55.1	172.0	272.4
36	83.1	53.0	67.8	52.0	72.0	170.7
37	90.1	80.1	66.1	67.1	127.4	38.3
38	72.8	69.8	100.6	35.4	43.5	170.4
39	38.6	68.1	88.4	483.0	133.7	237.9
40	24.0	103.6	86.0	101.6	54.6	41.2
41	70.8	91.1	92.7	118.4	69.0	122.7
42	92.2	88.6	90.4	163.8	76.2	56.2
43	35.3	95.6	63.1	68.6	57.8	53.0
44	41.5	93.2	98.7	121.3	54.5	68.4
45	111.0	77.5	91.4	41.4	70.4	36.1
46	101.5	86.2	64.7	127.3	37.2	492.7
47	53.7	94.2	67.0	52.0	507.2	103.6
48	68.4	66.7	84.2	65.7	106.6	120.8
49	77.8	69.1	92.7	72.5	124.4	167.1
50	80.9	86.8	51.5	133.7	101.8	69.9
平均値（M）						
標準偏差（SD）						
変動係数（CV）						

注）計算方法：平均値，標準偏差は，Excelの関数を用い計算する。
　　変動係数は，〔標準偏差（SD）／平均(M)〕×100（%）の式を該当するセルに入力する。

（3）変動係数

　変動係数とは，変動の相対的な大きさを表す指標である。〔**標準偏差（SD）／平均（M）**〕で得られる。通常，この値は100倍した百分率で表わす。

　表2-13のデータを用いて，この集団におけるたんぱく質摂取量とビタミンC摂取量の変動係

数を求める。変動係数の値からどのような情報が読み取れるかを記述する。

2) 度数分布と基本統計量

データ収集後、統計処理を開始する前に、データの分布と代表値を用いて、①収集されたデータに問題はないか、②対象集団の特徴は何か、を把握することが必要である。

(1) 度数分布

度数分布表やヒストグラムを作成することは、量的尺度のデータについて集団の特徴を把握するために有効である。また、多くの先行研究によって、パラメータごとの分布状況の特徴が把握されており、それらと比較することによって、収集されたデータに問題がないかの検証にも役立つ。

表2-14のデータを用いて、この集団のエネルギー摂取量の度数分布表（表2-15）およびヒストグラムを作成する。この演習では、エネルギー摂取量の区分を7区分としているが、実施

表2-14　ある集団を構成する個人の栄養素等摂取量（1日当たり）

対象者No	エネルギー(kcal)	脂質(g)	カルシウム(mg)	対象者No	エネルギー(kcal)	脂質(g)	カルシウム(mg)
1	3,432	61.2	787	28	1,928	28.8	404
2	2,237	20.8	316	29	2,131	46.0	566
3	2,995	80.1	581	30	2,788	53.0	401
4	3,246	82.8	667	31	1,731	52.5	245
5	1,384	37.4	336	32	2,120	67.8	297
6	3,109	75.2	495	33	2,535	78.3	317
7	2,333	59.9	309	34	1,949	73.7	470
8	3,023	38.7	620	35	2,364	81.9	224
9	2,179	39.5	476	36	1,896	27.0	291
10	2,152	64.7	559	37	2,330	66.0	447
11	2,448	47.9	646	38	2,263	44.1	632
12	2,186	38.0	368	39	1,182	12.0	157
13	3,148	41.1	725	40	1,679	40.7	492
14	2,927	33.0	606	41	2,311	27.5	558
15	2,099	41.1	337	42	2,368	69.0	546
16	2,781	59.3	367	43	1,046	14.8	284
17	1,902	46.5	292	44	1,403	22.7	256
18	2,857	74.3	509	45	3,370	92.1	534
19	1,618	17.9	548	46	2,758	79.8	667
20	2,526	51.1	620	47	1,551	38.7	348
21	1,869	45.2	489	48	2,019	32.9	654
22	1,833	47.4	167	49	2,344	58.1	688
23	2,695	57.6	386	50	2,435	26.4	724
24	2,117	68.0	342	平均値(M)			
25	1,916	54.5	568	標準偏差(SD)			
26	2,503	81.9	201	脂肪エネルギー比率	−		−
27	2,433	77.2	466				

注）計算方法：平均値、標準偏差は、Excelの関数を用い計算する。
　　　脂肪エネルギー比率は、〔脂肪によるエネルギー摂取量(kcal)／総エネルギー摂取量(kcal)×100(%)〕で計算される。
　　　この式を考え、該当するセルに計算式を入力する。

者の任意で区切ってよい。

　Excelでは，〔データ〕→〔データ分析〕→〔分析ツール〕→〔ヒストグラム〕の順にクリックする。「入力範囲」と「データ区間」を入力し，「グラフ作成」にチェックを入れ，〔OK〕をクリックすると作成される。

表2－15　度数分布表

データ区間	頻　度
1000	
1500	
2000	
2500	
3000	
3500	
4000	
次の級	

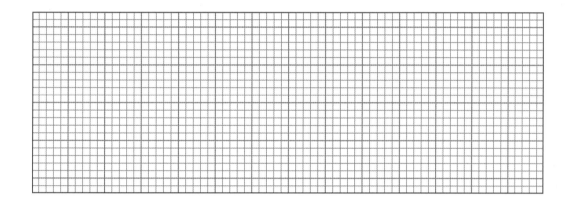

（2）基本統計量

　基本統計量は，集団の姿を要約した値であり，集団の特徴を把握するために計算する。表2－14のデータを用いて，この集団のエネルギー摂取量，脂質摂取量，カルシウム摂取量の基本統計量を算出する（**表2－16**）。

　Excelでは，〔データ〕→〔データ分析〕→〔分析ツール〕→〔基本統計量〕の順にクリックする。「入力範囲」を入力し，「統計情報」のほか，希望する項目にチェックを入れ，〔OK〕をクリックすると算出される。

表2－16　基本統計量

	エネルギー摂取量(kcal/日)	脂質摂取量(g/日)	カルシウム摂取量(mg/日)
平　均			
標準誤差			
中央値（メジアン）			
最頻値（モード）			
標準偏差			
分　散			
尖　度			
歪　度			
範　囲			
最　小			
最　大			
合　計			
標本数			

3）統計学的仮説検定

アセスメント結果を群（グループ）間で比較する場合，調査者の主観的判断ではなく，データに基づく客観的判断が求められる。まず，帰無仮説[*1]を設定し，統計処理の結果から，設定した帰無仮説が棄却できるかどうかで判断する。ここでは，数多くある検定手法のなかから，公衆栄養活動で比較的よく利用されているものを中心に演習する。

なお，検定手法は，間隔尺度か名義尺度かといったデータの型や比較したい群のデータが正規分布しているか，分散は等しいかなどをあらかじめ検討したうえで，最適な手法を選択しなければならない。この点については，他の統計学の文献を参照されたい。

（1）独立性の検定（カイ2乗検定）

独立性の検定とは，クロス集計表を作成した際，表側，表頭によって分けられた分類データが関連しているかどうかを検討する手法であり，カイ2乗検定とも呼ばれる。

この検定手法は，Excelにはメニューとして用意されていない。そこで，カイ2乗統計量の算出法を記述する。

*1 帰無仮説：ある仮説の正しさを判断する目的で，暫定的に立てられる反対内容や矛盾を含む仮説。帰無仮説が棄却（否定）されると，対立する仮説の信頼度が上がるとされる。

表2-17　クロス表

		要因2	
		あり	なし
要因1	あり	a	b
	なし	c	d

例)

肥満		夜食習慣		
		あり	なし	計
	あり	46	51	97
	なし	32	263	295
	計	78	314	392

表中の数字：人

$$\chi^2 = \Sigma \frac{(観察値-期待値)^2}{期待値}$$

a のセルの期待値　$\dfrac{(a+b)\times(a+c)}{a+b+c+d}$

b のセルの期待値　$\dfrac{(a+b)\times(b+d)}{a+b+c+d}$

c のセルの期待値　$\dfrac{(c+d)\times(a+c)}{a+b+c+d}$

d のセルの期待値　$\dfrac{(c+d)\times(b+d)}{a+b+c+d}$

この期待値を上記の式に当てはめ，変形させると次式が得られる。

$$\chi^2 = \frac{(ad-bc)^2\times(a+b+c+d)}{(a+b)\times(a+c)\times(b+d)\times(c+d)}$$

また，カテゴリの分類数やサンプル数が少ない時に適用されるイエーツの連続性の補正は，次式のとおりである。

$$\chi^2 = \frac{(|ad-bc|-0.5\times(a+b+c+d))^2\times(a+b+c+d)}{(a+b)\times(a+c)\times(b+d)\times(c+d)}$$

Excelのセルに計算式を記述し，上記の例を用いて，カイ２乗統計量を計算する。

続いて，計算されたカイ２乗統計量の大きさが，統計学的に有意差があるかどうかを検定する。Excelの関数「CHIDIST」を使用する。セルのなかに，「=CHIDIST（計算したカイ２乗値,自由度）」を入力すると，カイ２乗分布の上側確率（P値）が表示される。このP値が設定した有意水準と比べて小さければ，有意差がある（帰無仮説を棄却できる）と判断する。

（２）母平均の差の検定

データの型が間隔尺度であり，２群ともデータの分布が正規分布を示す場合に利用されるパラメトリック検定の一種である。２群間のデータに対応関係があるか否かによって，対応のある場合のt検定と対応のない場合のt検定を使い分ける。

① 対応のある場合のt検定

対応のある場合とは，２群を構成している対象者が同一人であることをいう。たとえば，健康教室受講者の介入前後で検査値や栄養素等摂取量に有意差があるか，といった場合の検定である。表２－18のデータを用いて，高血圧予防教室参加者の介入前後の習慣的食塩摂取量を検定する。

表２－18　高血圧予防教室介入前後の習慣的食塩摂取量（g／日）の変化

対象者No	介入前	介入後	対象者No	介入前	介入後
1	12.2	10.4	36	15.0	13.2
2	18.3	16.5	37	12.1	10.3
3	15.3	13.5	38	12.3	10.9
4	12.7	10.9	39	20.1	19.0
5	16.6	14.8	40	14.1	11.9
6	13.2	11.4	41	13.4	11.6
7	17.3	15.5	42	14.8	14.0
8	17.8	16.0	43	22.7	17.2
9	14.9	13.1	44	16.1	12.8
10	15.7	13.9	45	13.2	10.4
11	14.8	12.3	46	14.4	13.1
12	14.8	11.9	47	13.5	12.7
13	17.4	15.6	48	13.5	12.1
14	14.4	12.6	49	14.1	12.3
15	14.3	12.5	50	15.6	12.9
16	13.5	9.2	51	15.4	12.5
17	15.7	12.6	52	16.3	13.2
18	12.4	12.1	53	12.9	12.1
19	17.0	15.2	54	13.3	12.1
20	12.1	9.8	55	22.5	19.1
21	14.6	12.8	56	14.0	12.2
22	18.5	16.7	57	14.5	10.9
23	15.4	13.6	58	14.9	14.1
24	16.9	15.1	59	18.6	16.8
25	14.5	12.7	60	14.2	11.7
26	15.6	13.8	61	15.7	14.0
27	13.3	11.5	62	16.1	14.3
28	14.2	12.4	63	14.5	11.4
29	13.2	12.0	64	15.2	13.4
30	21.6	15.4	65	19.7	17.9
31	20.3	18.6	66	19.8	16.5
32	18.9	17.1	67	12.1	11.6
33	17.9	16.1	68	16.8	15.0
34	12.9	11.1	69	15.7	11.8
35	14.7	12.9	70	20.1	18.3

　Excelでは，〔データ〕→〔データ分析〕→〔分析ツール〕→〔ｔ検定：一対の標本による平均の検定〕の順にクリックする。対応のある２群データの「入力範囲」を入力し，「仮説平均との差異」ボックスに０（ゼロ）を入れ，〔OK〕をクリックすると算出される。「入力範囲」は，ドラッグ操作でセルを選択していくので，この手順に入る前に比較対象の２群をキーとなる項目で並び替えておくとよい。

表２－19　ｔ-検定：一対の標本による平均の検定

	変数１	変数２
平　均		
分　散		
観測数		
ピアソン相関		
仮説平均との差異		
自由度		
ｔ		
P(T<=t) 片側		
ｔ 境界値 片側		
P(T<=t) 両側		
ｔ 境界値 両側		

　この例では，結果表（表２－19）中の変数１が介入前，変数２が介入後である。両群間の有意差については，「P（T＜＝ｔ）両側」の値が棄却域にあるか否かで判断する。

② 対応のないｔ検定

　対応のない場合とは，２群を構成している対象者が異なることをいう。たとえば，「○○市住民と△△市住民のたんぱく質摂取量を比較する」「性別でカルシウム摂取量に有意差があるか」といった場合の検定である。**表２－20**のデータを用いて，性別で栄養素等摂取量に差があるか否かを検定する。

表２－20　ある集団の１日当たり栄養素等摂取量

対象者No	性別	年齢	エネルギー摂取量(kcal)	たんぱく質摂取量(g)	脂質摂取量(g)	炭水化物摂取量(g)	カルシウム摂取量(mg)	鉄摂取量(mg)
1	1	40	1,695	46	34	290	270	5.3
2	1	43	2,781	87	59	388	367	8.3
3	1	44	3,023	67	39	530	620	12.5
4	1	44	2,433	91	77	335	466	7.1
5	1	44	2,019	68	33	259	654	9.2
6	1	45	2,448	67	48	287	646	5.5
7	1	46	2,344	78	58	326	688	11.0
8	1	47	2,179	85	40	313	476	13.0
9	1	48	3,369	123	92	371	423	11.8
10	1	49	2,152	71	65	264	559	5.5
11	1	49	2,857	106	117	276	509	7.9
12	1	49	1,916	87	54	265	568	8.3
13	1	50	2,995	114	80	436	581	13.7
14	1	51	2,838	26	12	84	120	2.7
15	1	51	1,833	67	47	269	167	5.6
16	1	52	3,109	113	75	345	495	10.9
17	1	52	2,263	73	44	320	632	10.6
18	1	52	3,370	111	92	481	534	12.4
19	1	52	1,897	80	40	292	406	8.7
20	1	54	2,186	69	38	286	368	9.7
21	1	54	2,503	94	82	343	1,047	11.3
22	1	54	1,046	35	15	189	284	1.4
23	1	54	2,781	99	64	354	359	9.4
24	1	54	1,728	55	17	333	325	6.2
25	1	55	2,333	73	60	363	309	8.9
26	1	55	1,618	52	18	226	548	8.1
27	1	55	1,928	64	29	321	404	5.5

28	1	55	2,330	90	66	337	447	8.9
29	1	55	1,403	42	23	258	680	5.1
30	1	55	4,443	140	93	512	929	16.7
31	1	55	3,122	102	82	469	817	8.6
32	1	56	2,526	79	51	424	620	8.0
33	1	57	2,237	81	21	381	316	6.2
34	1	58	3,148	92	41	473	725	10.0
35	1	59	3,432	76	61	484	787	12.6
36	1	60	3,077	161	95	255	873	18.4
37	1	60	3,192	145	33	485	548	10.7
38	1	60	1,182	39	12	144	157	4.0
39	1	61	1,949	75	87	191	470	6.2
40	1	62	2,788	92	53	270	401	8.4
41	1	63	2,131	100	46	315	566	8.5
42	1	64	2,311	71	27	365	558	10.4
43	1	65	2,758	102	80	350	666	10.9
44	1	65	2,327	79	28	349	467	8.0
45	1	65	2,285	103	13	412	609	9.9
46	1	66	2,099	68	41	293	337	7.7
47	1	66	2,695	102	58	434	386	9.4
48	1	67	2,364	145	46	259	626	13.8
49	1	68	3,246	82	83	533	667	9.5
50	1	69	2,435	81	26	467	724	10.6
51	0	40	1,457	53	29	239	532	8.0
52	0	41	2,755	107	66	426	604	10.6
53	0	43	2,103	85	56	321	932	10.3
54	0	44	2,193	80	53	350	865	10.4
55	0	45	1,553	63	36	243	317	5.8
56	0	45	1,234	63	25	145	412	11.5
57	0	46	2,344	122	40	365	1,012	13.8
58	0	46	1,869	77	30	321	378	7.7
59	0	47	1,443	77	56	152	609	8.9
60	0	47	2,626	105	85	353	583	10.5
61	0	48	2,190	92	76	275	528	10.8
62	0	48	1,042	28	10	210	158	5.9
63	0	49	1,185	63	46	122	421	6.3
64	0	49	1,904	81	25	287	589	6.7
65	0	49	2,270	61	112	249	261	6.4
66	0	50	1,999	78	39	331	921	11.7
67	0	51	1,826	89	45	253	448	8.2
68	0	51	1,951	72	53	238	315	8.5
69	0	51	2,396	89	65	346	541	8.4
70	0	52	1,876	67	44	289	408	8.4
71	0	52	3,259	107	143	354	632	11.9
72	0	53	1,577	56	50	217	287	5.4
73	0	53	2,997	113	110	391	707	11.8
74	0	53	1,189	47	28	195	287	5.2
75	0	54	1,360	45	27	236	767	5.5
76	0	54	1,757	72	54	242	760	7.3
77	0	54	2,802	92	75	425	613	12.1
78	0	55	1,394	60	18	242	298	6.2
79	0	56	1,926	56	50	313	285	6.5
80	0	56	2,932	104	82	438	1,039	15.9
81	0	57	1,710	76	24	294	337	6.1
82	0	57	1,849	59	68	244	480	6.3
83	0	58	2,464	70	62	406	874	11.5
84	0	58	1,329	37	27	238	401	5.1
85	0	58	1,612	81	27	232	533	7.6
86	0	59	1,792	83	47	255	318	8.5
87	0	59	1,750	77	12	334	618	9.1
88	0	60	3,353	90	93	532	1,037	9.5
89	0	60	1,552	77	28	243	211	5.1
90	0	60	1,764	71	26	316	750	10.7
91	0	61	1,902	71	30	333	522	8.9
92	0	62	2,241	89	72	290	683	10.7
93	0	63	2,167	63	40	396	450	9.8
94	0	63	2,168	101	50	319	443	7.7
95	0	65	2,240	45	21	463	280	5.9
96	0	66	1,606	46	35	269	191	4.5
97	0	66	1,139	43	27	180	324	6.0
98	0	67	1,043	60	20	158	369	11.4
99	0	68	1,709	57	29	295	537	8.1
100	0	69	1,644	64	21	294	311	5.5

※性別は，男性＝1，女性＝0　としている。

　Excelでは，〔データ〕→〔データ分析〕→〔分析ツール〕→〔t検定：等分散を仮定した2標本による検定〕の順にクリックする。対応のない2群データの「入力範囲」を入力し，「仮説平均との差異」ボックスに0（ゼロ）を入れ，〔OK〕をクリックすると算出される。「入力範囲」は，ドラッグ操作でセルを選択していくので，この手順に入る前に比較対象の2群をキーとなる項目で並び替えておくとよい。

表2-21　t-検定：等分散を仮定した2標本による検定

	変数1	変数2
平　均		
分　散		
観測数		
プールされた分散		
仮説平均との差異		
自由度		
t		
P(T<=t) 片側		
t 境界値 片側		
P(T<=t) 両側		
t 境界値 両側		

　この例では，結果表（表2-21）中の変数1が男性，変数2が女性である。両群間の有意差については，「P(T<=t)両側」の値が棄却域にあるか否かで判断する。

（3）相　関

　相関とは，2つの変数間の関係をいう。ここでは，2つの変数がともに正規分布している場合の変数間の関係を表すピアソンの相関係数[1]について演習する。表2-20のデータを用いて，エネルギー摂取量とたんぱく質摂取量の相関係数を算出する。

　Excelでは，〔データ〕→〔データ分析〕→〔分析ツール〕→〔相関〕→〔OK〕の順にクリックする。「入力範囲」を入力し，「データの方向」を「列」とし，〔OK〕をクリックすると算出される。「入力範囲」は，一度のドラッグ操作で2つの変数のセルを選択していくので，この手順に入る前に相関係数を算出する変数が隣の「列」にくるようにしておくとよい。

表2-22　相関行列

	列1	列2
列1	1	
列2	0.652074038924993	1

　この例では，結果表中の列1がエネルギー摂取量，列2がたんぱく質摂取量である。列1と列2の組合せの数値を読み取る。相関係数は－1から1の間をとる。－1は負の完全相関，1は正の完全相関である。相関係数がおおむね0.7以上（あるいは－0.7）であれば「強い相関がある」と考えられ，0.4から0.7（あるいは－0.4から－0.7）であれば，中等度の相関である。2つの変数間に関連がなければ，相関係数は0に近くなり，無相関と呼ばれる[2]。

（4）回帰分析

　回帰分析には，目的変数を説明する変数（説明変数）が1つの場合の単回帰分析と，2つ以上の場合の重回帰分析とがある。ここでは，単回帰分析について演習する。表2-20のデータを用いて，エネルギー摂取量と鉄摂取量の単回帰分析を行う。

　Excelでは，〔データ〕→〔データ分析〕→〔分析ツール〕→〔回帰分析〕→〔OK〕の順にク

*1 ピアソンの相関係数：2つの変数に相関があるかどうか，あるとすればどれくらいの強さがあるのかを把握するために計算される統計値である。数値が絶対値として1に近づけば近づくほど，相関が強いと判断する。相関係数には数種類があり，ピアソンの相関係数はデータが正規分布している連続変量の場合に用いる。

*2 相関関係の有意性：相関係数の統計学的有意性はデータのサンプルサイズ（標本数）によって影響を受ける。そのため，相関係数の算出時には無相関検定を同時に行うことが一般的である。

表2－23　単回帰分析の結果

概　要

回帰統計	
重相関 R	
重決定 R²	
補正 R²	
標準誤差	
観測数	

分散分析表

	自由度	変　動	分　散	観測された分散比	有意 F
回　帰					
残　差					
合　計					

分散分析表

	係　数	標準誤差	t	P－値	下限 95%	上限 95%	下限 95%	上限 95%
切　片								
X 値 1								

リックする。「入力範囲」を入力し，〔OK〕をクリックすると算出される。

　回帰直線は，**y＝a＋bx**で表される。aが切片，bが直線の傾きを表す。単回帰分析を実行すると3つの結果表が出力される。この3つ目の表の左にある「切片」の係数がa，「X値1」が傾きbである。傾きのP－値が0.05未満の場合に，統計学的に有意に無相関ではないと判断する。また，一番目の表（回帰統計）に示された重決定R²，補正R²は決定係数と呼ばれ，この作成された単回帰モデルでどの程度実際のデータを説明できるかを示す数値である。

4）集団の食事改善を目的とした食事摂取基準の活用

　「3．食事調査の種類と方法」（p.10～）で述べたとおり，食事調査等により食事摂取状況のアセスメントを行い，集団の摂取量の分布から，摂取不足や過剰摂取の可能性がある者の割合を**食事摂取基準**により推定する（p.19，図2－5，2－6参照）。その結果に基づいて，摂取不足や過剰摂取を防ぎ，生活習慣病の発症予防のための適切なエネルギーや栄養素の摂取量について目標とする値を提案し，食事改善の計画，実施につなげる（**図2－10**）。また，目標とするBMIや栄養素摂取量に近づけるためには，そのための食行動・食生活や身体活動に関する改善目標の設定やそのモニタリング，改善のための効果的な各種事業の企画・実施等，公衆栄養計画の企画や実施，検証も併せて行う。

〔食事摂取状況のアセスメント〕　　　　　　　　　　　〔食事改善の計画と実施〕

集団の摂取量やBMIの分布と食事摂取基準の指標から，摂取不足や過剰摂取の可能性がある者の割合等を推定

摂取不足の者の割合をできるだけ少なくし，過剰摂取の者の割合をなくし，生活習慣病の発症予防につながる適切なエネルギーや栄養素の摂取量について目標とする値を提案

公衆栄養計画の企画と実施，検証（目標とする値に近づけるための食行動・食生活に関する改善目標の設定やそのモニタリング，改善のための効果的な各種事業の企画・実施等）

図2－10　集団の食事改善を目的とした食事摂取基準の活用の基本的概念

出典）厚生労働省「日本人の食事摂取基準（2020年版）策定検討会報告書」2019

（1）食事改善の計画と実施

　集団の食事改善を目的とした食事摂取状況のアセスメント結果に基づき，食事摂取基準を活用した食事改善の計画と実施の概要を**図2−11**に示す

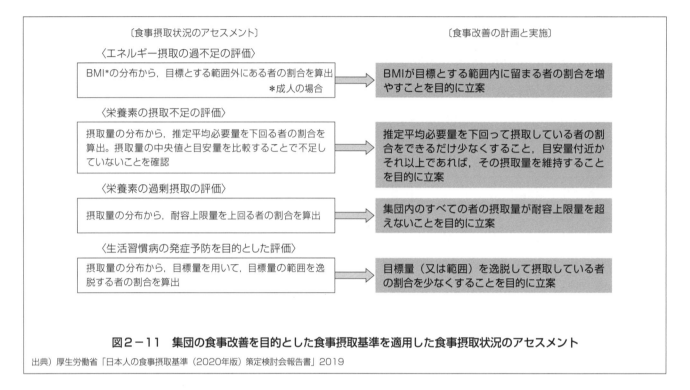

図2−11　集団の食事改善を目的とした食事摂取基準を適用した食事摂取状況のアセスメント

出典）厚生労働省「日本人の食事摂取基準（2020年版）策定検討会報告書」2019

① 男性におけるカルシウム摂取不足者の割合

　表2−20（p.32）に示した食事調査の結果（習慣的な摂取量とする）から，この集団における
カルシウム摂取量の不足者の割合を推定する。

例）男性の場合（30歳以上の推定平均必要量：600mg/日）

　Excelでは，カルシウム摂取量が記入されたセルの隣に列を挿入し，性別が「1」の範囲（表
2−20では対象者No1〜50）にIF関数を挿入して判定する。

論理式：カルシウム摂取量記載セル（入力画面ではH3）＜600 → 値が真の場合を0，偽の場合
を1とする。

　集団におけるカルシウムの摂取不足者の割合は，推定平均必要量（600mg/日）未満の割合に
等しいと考えられるため，EAR未満である0の割合を算出する。

表2−20（再掲）　ある集団の1日当たり栄養素等摂取量（論理式入力画面）

対象者No	性別	年齢	エネルギー摂取量 (kcal)	たんぱく質摂取量 (g)	脂質摂取量 (g)	炭水化物摂取量 (g)	カルシウム摂取量 (mg)	カルシウムEAR未満0, EAR以上1	鉄摂取量 (mg)
1	1	40	1,695	46	34	290	270	=IF（H3<600,0,1）	5.3
2	1	43	1,731	27	52	322	367		8.3
3	1	44					620		12.5
4	1	44					466		7.1
5	1	44					654		9.2
6	1	45					646		5.5
7	1	46					688		11.0
8	1	47					476		13.0
9	1	48					423		11.8
10	1	49					559		5.5
11	1	49					509		7.9
12	1	49					568		8.3
13	1	50	2,995	114	80	430	581		13.7
14	1	51	2,838	26	12	84	120		2.7
99	0	68	1,709	57	29	295	537		8.1
100	0	69	1,644	64	21	294	311		5.5

【演習・実習2－7】カルシウム摂取不足者の割合の推定

女性におけるカルシウム摂取不足者の割合を推定しましょう。

【推定平均必要量】

_____（mg/日）

【摂取不足者の割合】

【演習・実習2－8】総エネルギー調整栄養素摂取量の補正方法

エネルギー摂取量の違いによる栄養素摂取量の補正方法を学習する。

栄養素密度

栄養素密度は，総エネルギー摂取量当たりの栄養素摂取量のことである。〔ある特定の栄養素摂取量／総エネルギー摂取量（kcal）〕で計算される。計算結果は，1,000kcal当たりで示されることが多い。計算は容易であるが，総エネルギー摂取量の影響を完全には取り除けないため，使用にあたっては注意しなければならない。疾病と栄養素摂取量の関係を疫学的に検討する場合には，本法は使用してはならない。

公衆栄養活動で利用される代表的な指標として，脂肪エネルギー比率がある。これは，栄養素密度の一種である。表2－14（p.28）のデータを用いて，この集団における脂肪エネルギー比率を求める。

残差法

残差法によって計算された総エネルギー調整栄養素摂取量は，総エネルギー摂取量と無相関になるため，疾病と栄養素摂取量の関係を疫学的に検討する場合に使用される。

先の表2－14のデータを用いて，総エネルギー摂取量と脂質摂取量，総エネルギー摂取量とカルシウム摂取量の2種類の散布図（相関図）を作成する。

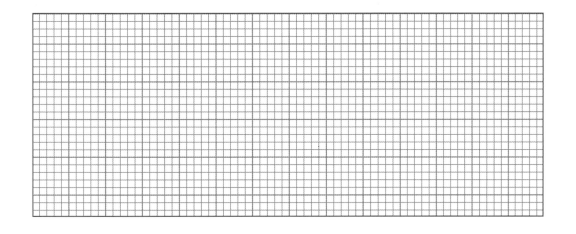

次に，単回帰分析を行い，一次回帰式および残差を得ておく。単回帰分析の手法については，前述を参照する。

　回帰分析結果を基に，表2−24の空欄を埋め，総エネルギー調整脂質摂取量を計算する。総エネルギー調整栄養素摂取量（ｙ）は次式で算出する。

表2−24　ある集団を構成する個人の栄養素等摂取量（1日当たり）

対象者No	エネルギー(kcal)	脂質(g)	予測値(g)	残差(g)	調整摂取量(g)
1	3,432	61.2			
2	2,237	20.8			
3	2,995	80.1			
4	3,246	82.8			
5	1,384	37.4			
6	3,109	75.2			
7	2,333	59.9			
8	3,023	38.7			
9	2,179	39.5			
10	2,152	64.7			
11	2,448	47.9			
12	2,186	38.0			
13	3,148	41.1			
14	2,927	33.0			
15	2,099	41.1			
16	2,781	59.3			
17	1,902	46.5			
18	2,857	74.3			
19	1,618	17.9			
20	2,526	51.1			
21	1,869	45.2			
22	1,833	47.4			
23	2,695	57.6			
24	2,117	68.0			
25	1,916	54.5			
26	2,503	81.9			
27	2,433	77.2			
28	1,928	28.8			
29	2,131	46.0			
30	2,788	53.0			
31	1,731	52.5			
32	2,120	67.8			
33	2,535	78.3			
34	1,949	73.7			
35	2,364	81.9			
36	1,896	27.0			
37	2,330	66.0			
38	2,263	44.1			
39	1,182	12.0			
40	1,679	40.7			
41	2,311	27.5			
42	2,368	69.0			
43	1,046	14.8			
44	1,403	22.7			
45	3,370	92.1			
46	2,758	79.8			
47	1,551	38.7			
48	2,019	32.9			
49	2,344	58.1			
50	2,435	26.4			
平均値(M)					
標準偏差(SD)					

計算方法：Excelのアドインであるデータ分析ツールを追加しておく。
　　　　〔データ〕→〔データ分析〕→〔分析ツール〕→〔回帰分析〕→〔OK〕の順にクリックする。
　　　　データの範囲を指定する。この際，X軸が総エネルギー摂取量，Y軸が目的とする栄養素摂取量となるようにする。
　　　　残差にチェックを入れ，OKボタンをクリックすると予測値と残差の計算結果が出力される。
　　　　出力結果から，一次回帰式を作成する。

y＝a＋b

a　残差　b　総エネルギー摂取量が集団の平均値だった場合の栄養素摂取量の予測値（求めた一次回帰式 y＝a＋b x の x に，エネルギーの平均値（M）を代入すると得られる）

同様に，総エネルギー調整カルシウム摂取量を計算する（表2-25）。

表2-25　ある集団を構成する個人の栄養素等摂取量（1日当たり）

対象者No	エネルギー(kcal)	カルシウム(mg)	予測値(g)	残差(g)	調整摂取量(g)
1	3,432	787			
2	2,237	316			
3	2,995	581			
4	3,246	667			
5	1,384	336			
6	3,109	495			
7	2,333	309			
8	3,023	620			
9	2,179	476			
10	2,152	559			
11	2,448	646			
12	2,186	368			
13	3,148	725			
14	2,927	606			
15	2,099	337			
16	2,781	367			
17	1,902	292			
18	2,857	509			
19	1,618	548			
20	2,526	620			
21	1,869	489			
22	1,833	167			
23	2,695	386			
24	2,117	342			
25	1,916	568			
26	2,503	201			
27	2,433	466			
28	1,928	404			
29	2,131	566			
30	2,788	401			
31	1,731	245			
32	2,120	297			
33	2,535	317			
34	1,949	470			
35	2,364	224			
36	1,896	291			
37	2,330	447			
38	2,263	632			
39	1,182	157			
40	1,679	492			
41	2,311	558			
42	2,368	546			
43	1,046	284			
44	1,403	256			
45	3,370	534			
46	2,758	667			
47	1,551	348			
48	2,019	654			
49	2,344	688			
50	2,435	724			
平均値(M)					
標準偏差(SD)					

計算方法：Excelのアドインであるデータ分析ツールを追加しておく。

〔データ〕→〔データ分析〕→〔分析ツール〕→〔回帰分析〕→〔OK〕の順にクリックする。

データの範囲を指定する。この際，X軸が総エネルギー摂取量，Y軸が目的とする栄養素摂取量となるようにする。

残差にチェックを入れ，OKボタンをクリックすると予測値と残差の計算結果が出力される。

出力結果から，一次回帰式を作成する。

6. プリシード・プロシードモデルを用いた課題抽出

1）プリシード・プロシードモデルの概要

　公衆栄養活動を実施するためには，栄養摂取状況などの食事調査に加えて，QOL，健康状態，生活習慣，知識や態度，周囲の支援，社会資源や環境などの関連を明らかにし，公衆栄養プログラムを作成する。

　プリシード・プロシードモデルは，1991年にL.W.Greenらによって提唱されたヘルスプロモーションの実践の展開モデルで，事前アセスメントと計画策定のプロセスである「プリシード」（PRECEDE）部分と，実施から事後評価に至るプロセスの「プロシード」（PROCEED）部分の2つに分かれる。「プリシード」は第1段階の**社会アセスメント**，および第2段階の**疫学アセスメント**，第3段階の**教育・エコロジカルアセスメント**，第4段階の**運営・政策アセスメント**と**介入調整**の4段階からなる。そして「プロシード」は，第5段階の**実施**，第6段階の**プロセス評価（経過評価）**，第7段階の**影響評価**，第8段階の**結果評価**の4段階からなる。

　この2つのプロセスは，実施（第5段階）を折り返し点にして，事前アセスメントのプロセスで用いる指標をそのまま事後評価の指標とし，各段階の作業を行うことで，地域診断から事業の企画，目標値の設定，評価計画までを策定することができる（**図2-12**）。

　プリシード・プロシードモデルを用いた計画策定では，第1段階から第2段階と順を追うことを意識せず，第1段階の社会診断から第3段階の教育・エコロジカルアセスメントまでを同時に進めていくことができるので，多くの意見を出し合うことができる。

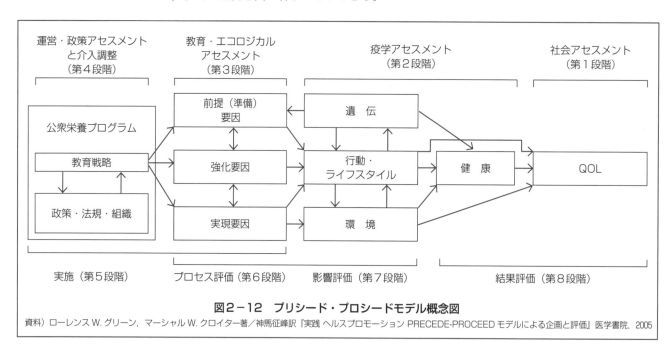

図2-12　プリシード・プロシードモデル概念図

資料）ローレンス W. グリーン，マーシャル W. クロイター著／神馬征峰訳『実践 ヘルスプロモーション PRECEDE-PROCEED モデルによる企画と評価』医学書院, 2005

2）アセスメントの手順

（1）第1段階　社会アセスメント（QOLアセスメント）

　アンケート調査やインタビューなどを用いて，対象者（対象集団）が望むQOLについては，どのように考えているのか主観的な意見を収集する。

（2）第2段階　疫学アセスメント

① 健康：第1段階の社会アセスメントで設定された，QOLに影響を及ぼしている健康課題を明確にする。死亡率，有病率など疾病や死亡に関する項目と，肥満者割合，高血圧者の割合などのリスク要因の両方が含まれる。健康課題が複数ある場合は，対象集団の疫学データを比較検討し，

健康施策として取り組むべき優先順位をつけ，上位項目を特定する。

② 行動とライフスタイル・環境：QOLや健康課題に関連する行動・ライフスタイルおよび環境などにどのようなものがあるか抽出する。行動・ライフスタイルには食事や身体活動のほか，喫煙，ストレスなどである。

（3）第3段階　教育・エコロジカルアセスメント

行動・ライフスタイル，環境因子に影響を与える3つの要因の検討を行う。

① 準備（前提）要因：対象集団の知識，態度，信念，価値観，認識で，人の行動に先立つ要因や動機づけに関連したもの

② 強化要因：家族，友人，同僚，事業者（雇用主）の行動や態度，保健医療従事者からのフィードバック，社会支援など行動変容後の報酬行動が継続かつ繰り返し実践されるために必要なもの

③ 実現要因：行動を起こすために必要な因子で，社会資源の利用可能性，近接性，規則，技能等

（4）第4段階　運営・政策アセスメントと介入調整

計画実施の際に必要な予算や人材など，利用可能な資源等の分析を行う。また，公衆栄養活動では改善が期待できない実現要因の検討，現行の政策や法律，組織内での協力や障害要因なども明らかにする。（第3章第3節，p.52〜で後述）。

プリシードを用いたアセスメントの例を**図2−13**に示す。

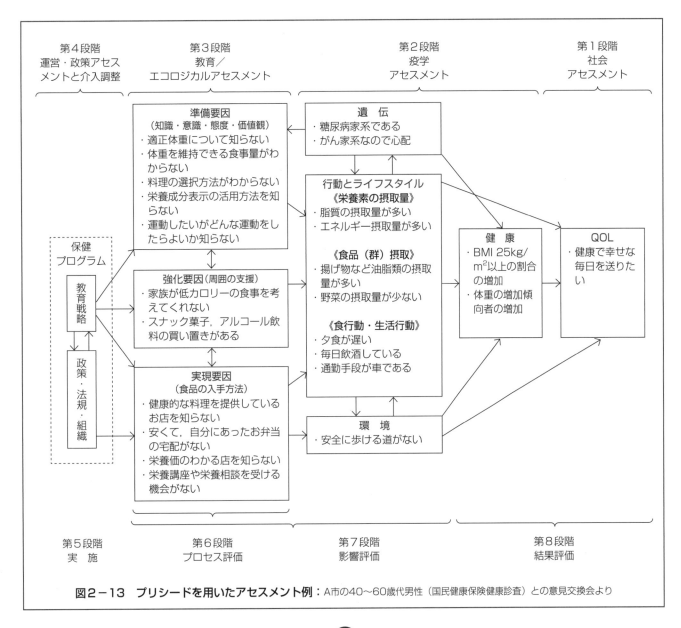

図2−13　プリシードを用いたアセスメント例：A市の40〜60歳代男性（国民健康保険健康診査）との意見交換会より

【演習・実習2−9】プリシードを用いたアセスメント

　図2−13を参考に，対象地域（対象集団）について，「アセスメントの手順」に沿ってプリシードを用いたアセスメントを行い，**図2−14**に記入しましょう。

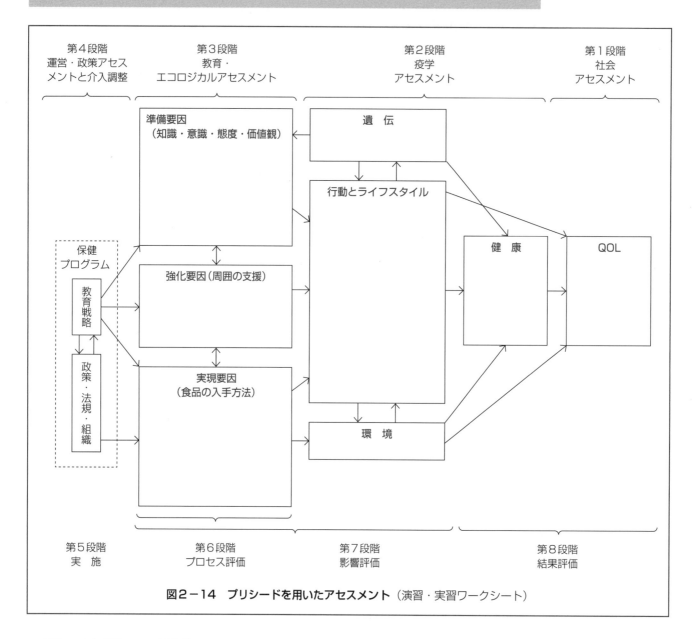

図2−14　プリシードを用いたアセスメント（演習・実習ワークシート）

　実際の行政現場では，対象集団への分析にはさまざまな方法が用いられている。重要な点は，他部局や対象集団と共有できる項目で整理し，具体的に課題を提示することである。参考例として，各県で用いられているワークシート（**表2−26**）と，課題分析のためのフロー図（**図2−15**）を以下に示す。

表2−26　（例）課題分析のワークシート：既存の問題点

ねらい		栄養改善	疾病の発症・重症化予防	医療費等の伸びの抑制
課題分析 プロセス		③ターゲット層と食生活の 特徴の明確化	②健康課題の要因の特定	①優先すべき社会・健康課題
内容		【30歳代男性】（H20県調） ・1日1回以上主食・主菜・副菜を組み合わせた食事を2人以上で食べる 78.4% ・脂肪エネルギー比25%以上 61.2% ・野菜の摂取量200g未満　46.2% ・朝食欠食　31.9% ・週3日以上飲酒　50% ・週4日以上間食　35.2% ・早食い　53.9%（50歳代男 62.4%） ・夕食時間遅い（午後9時以降 36.6%） ・自分の適量を知っている者 47.8% ・自分の食生活への問題意識有 49.5% →食べ過ぎ，脂肪取り過ぎ，食事時間不規則 →改善したい　59.7%（男女） ・パン，洋菓子好む ・料理技術少ない	【栄養状態】 成人肥満 　男性29.5%（国30.7%） 　女性16.5%（国18.8%） ※30歳代男性の肥満者は 　3人に1人 【食生活】 ・野菜摂取量 （H24国調）男性288g（26位） 　女性272g（29位） （県調査）S63（244.9g）， 　H5（241.9g），H10 （254.2g），H15（260.3g）， 　H20（243.3g） ※野菜摂取量20年以上増加無 ・食塩摂取量（H24国調） 　男11.0g（29位），女9.4g （28位） ・家計調査（パン消費量1位） 【生活習慣】 ・歩数（H24国調） 　男8,859歩（1位）， 　女7,141歩（13位）	【人口】5,588,133人（7位）産業活動指数平均 　高齢化率23.3%（H22）→29.7%（R1） 　国と同傾向 【平均寿命／健康寿命】（H22） 男性 79.59歳／78.47歳（差1.12） 女性 86.14歳／83.19歳（差2.95） 【年齢調整死亡率】（人口10万対H22） 心疾患：男性71.6（27位） 　　　　女性39.2（26位） 脳血管疾患：男性44.7（37位） 　　　　　　女性23.2（41位） 糖尿病：男性6.7（28位） 　　　　女性3.5（14位） ※市町村別EBSMRは多くの死因で地域集積性有 →高血圧疾患，糖尿病，腎不全の順 【疾病】患者数（人口10万対受療率H21） 高血圧疾患（46位）高脂血症（17位） 虚血性心疾患（44位）糖尿成人症（28位） 【特定検診受診率】H22 41.9%（県）30.8%（国保） 【特定保健指導率】H22 20.9%（県）23.6%（国保）
④ 対策	必要	・性・年齢・地域・職業の差，生活背景，食習慣に即したアプローチ→肥満要因となる食習慣や食感今日の明確化が必要（調査再解析，関係者ヒアリング）→肥満対策として，20〜30歳代の男性に対して，BMI適正化に向けた取り組みを重点的に行う。（生活習慣病発症予防と重症化予防の徹底）		
	実態	・特定給食施設（事業所・寮）に対する指導助言　　　　・食育推進パートナーシップ事業 ・給食協議会働きざかりヘルスアップ　　　・食の健康協力店　等		
	改善策	・地域・職域連携体制の構築（事業所，商工会との課題共有）　　・事業所給食管理部門，健康管理部門，受託給食会社が一体となった食環境整備（ヘルシーメニュー提供，健康教育等）　・健康課題の明確化と解決策に繋がる食習慣チェックリストの作成試用と課題分析。　・食の健康協力点におけるヘルシーメニューの提供　等		
⑤対策の 体制整備		・大学，市町，県（本庁，地方機関）が連携し，健康課題および栄養・食生活を分析するための体制整備 ・県民栄養調査の設計および解析能力の工場		

解決の優先度が高い健康課題 （食生活に起因するもの）	肥満の改善と地域差の是正（生活習慣病発症予防と重症化予防）		
対象 / 対象（世代等）	成人（30歳代の男性（特に，県北部・西南部・南部））		
対象とする理由	壮年期の生活改善が将来的に有効である 次世代への食育の担い手でもある		
考えられる栄養素摂取状況	エネルギーと脂質の過剰摂取		

	食品選択の傾向	料理方法の傾向	食べ方の傾向
食生活の特性	・朝食にパン　・洋菓子，菓子パン多い ・米摂取頻度多い　・飲酒　・砂糖多用 ・豚バラ肉多い　・野菜少ない ・体によい食品の重ね食べ ・調理済み食品多い	・甘辛い味付け好む　・お好み焼き焼きそば（ソース文化） ・臨海：魚は刺身　・内陸：焼魚と塩干 ・農家：自家製漬物，梅干し，味濃い ・山間：味噌焼き　等	・早食い（男性）　・間食多い（男性） ・朝食欠食　・夕食時間遅い ・中食，外食の利用（男性，朝夕，臨海部） ・飲酒機会と量が多い

	食品等へのアクセス（入手環境）	生活状況	地域性によるもの
食生活を選択する背景	・洋菓子店，パン屋多い ・深夜営業店の増加 ・校外大型スーパーでまとめ買い	通勤・経済状況 南部以外は車通勤が主	郷土料理 ・清酒・そうめん・いかなごくぎ煮 ・かに・ソース文化・牛肉・黒豆

	食生活の基礎		生活習慣	地域特性
	調理技術	食生活の知識	・運動習慣少ない ・男性の喫煙・飲酒頻度高い	・臨海部，山間部，内陸部と南北に広い ・都市部は南部に集中
	・調理技術が低い ・食事づくりの頻度低い	・適量を知らない ・食生活への問題意識あり		

図2−15　（例）行政の地域アセスメントのまとめ

資料）日本公衆衛生協会（平成25年度地域保険総合推進事業）「健康日本21（第二次）における健康づくり及び栄養・食生活改善に関する効果的施策展開に関する研究」の枠組みを一部改変

第3章

公衆栄養プログラムの計画・実施・評価

　本章では，地域住民および対象地域（集団）のアセスメント結果から見えてきた課題に対して，どのように改善に取り組むのかを具体的に演習を通して学習する。

　前章で行った対象地域（集団）に対するアセスメントを経て，次にPDCAサイクルの計画（Plan）に移る。公衆栄養学プログラムの策定時，プリシード・プロシードモデルや分析シートなどを用いたアセスメント結果から見えてくる課題は一つではない。そこで，限られた予算やマンパワーの中で，効果的にプログラムを実施するために，どの課題の優先順位が高いのかを関係者で話し合う必要がある。また，科学的根拠を用いた客観的な指標を活用しながら，それらの優先度を見極める。

1. 健康・栄養課題の抽出と優先順位づけ

　公衆栄養活動のためのPDCAサイクルの実践には，前章で学んだプリシード・プロシードモデルを活用し，その一連の流れを通して，スパイラルアップを伴うPDCAサイクルの評価（Check）と改善（Act）について熟考し，次のプランにつなげていく。しかし，行政などの現場では予算削減や政策の方向転換など，その時世の影響を受ける。その中でどのように課題改善を継続的に実践するか，現実的で臨機応変な対応が求められる。住民のニーズや状況などの質的なアセスメントができるプリシード・プロシードモデルは，PDCAの各段階とも呼応しているため，量的なアセスメントデータと共にアセスメントから評価まで一貫した取り組みに利用できる（図3－1参照）。

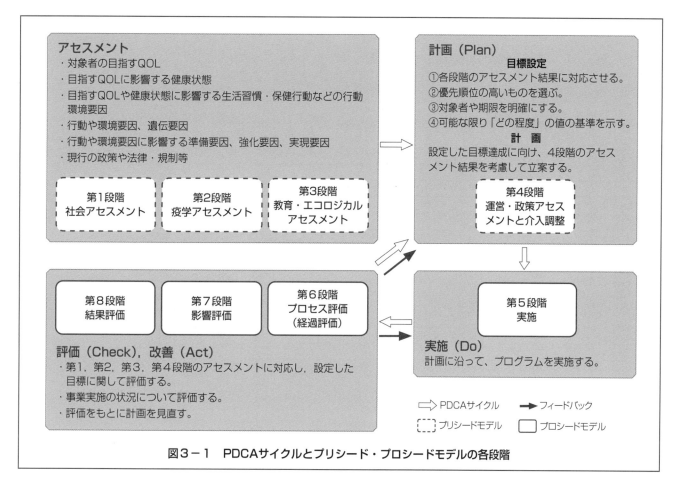

図3−1　PDCAサイクルとプリシード・プロシードモデルの各段階

1）課題の整理

　アセスメントより得られた課題は内容が複数に及ぶため，ある程度優先順位をつけた上でそれらの関係性や今後の取り組みについて話し合う。

　優先順位をつける方法の一つに，**マトリックス**を利用して各課題を複数の指標で評価して仕分ける方法がある（**図3−2**）。

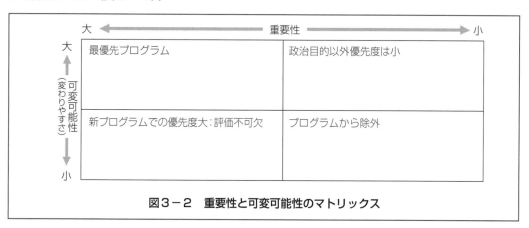

図3−2　重要性と可変可能性のマトリックス

（1）重要性と可変可能性の指標による評価

　プリシード・プロシードモデルの第3段階の教育・エコロジカルアセスメントで抽出された因子，もしくは行動やライフスタイルに影響を与えている因子を，**重要性**と**可変可能性**の2つの指標で評価する。**表3−1**は，前章の図2−13のアセスメント例で用いた因子（第3段階の教育・エコロジカルアセスメントの各要因）を，10点制で評価したものである。重要性とは緊急性・必要性の総合的な評価であり，可変可能性（変わりやすさ）とは対象地域（集団）に行動変容が望

めるかどうか，どの程度変わりうるかを数値化した評価である。

表3－1 課題の重要性，可変可能性の検討（例）：A市における40〜60歳男性の評価

因　子	①適正体重知識		②食事量知識		③料理の選択方法		④栄養成分表示の活用方法		⑤運動方法	
氏　名	重要性	可変可能性	重要性	可変可能性	重要性	可変可能性	重要性	可変可能性	重要性	可変可能性
Aさん	9	9	9	7	9	7	4	7	5	5
Bさん	8	8	6	8	7	8	7	7	6	4
Cさん	9	9	9	6	8	6	5	6	6	4
Dさん	8	9	7	7	9	7	4	6	4	3
Eさん	7	7	8	7	7	7	6	7	4	4
平均点	8	8	8	7	8	7	5	7	5	4

因　子	⑥家族の協力		⑦買い置き		⑧ヘルシーメニュー提供飲食店		⑨栄養成分表示している飲食店		⑩栄養講習会の受講	
氏　名	重要性	可変可能性	重要性	可変可能性	重要性	可変可能性	重要性	可変可能性	重要性	可変可能性
Aさん	5	5	4	7	6	4	4	7	5	8
Bさん	4	4	4	6	6	3	3	6	4	7
Cさん	5	5	3	8	4	5	4	5	5	6
Dさん	4	4	5	6	8	4	3	6	4	5
Eさん	5	4	3	7	4	6	2	6	5	4
平均点	5	4	4	7	6	4	3	6	5	6

（2）エリアへのプロットによる客観化

　（1）で行った評価をマトリックスにプロットすることにより，各エリアの優先順位を客観視することができる。図3－3は，表3－1の各因子（①〜⑩）を，評価（点数）により4つの象限にプロットしたマトリックスの例である。重要性，可変可能性のどちらも高い因子が**最優先プログラム**となる。また，その他のエリアでも政策や対象地域（集団）の目的によりどの項目を採用するかは時間をかけて協議する。

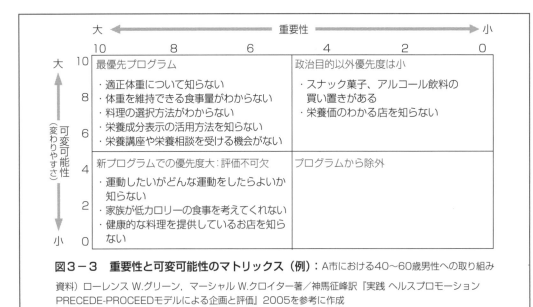

図3－3 重要性と可変可能性のマトリックス（例）：A市における40〜60歳男性への取り組み

資料）ローレンス W.グリーン，マーシャル W.クロイター著／神馬征峰訳『実践 ヘルスプロモーション PRECEDE-PROCEEDモデルによる企画と評価』2005を参考に作成

【演習・実習3−1】マトリックスを用いた優先課題の選定

表3−1の点数評価と図3−3のマトリックスへのプロットを参考に，自らの対象地域（集団）の優先課題を以下の**表3−2**と**図3−4**を用いて選定しましょう。

表3−2 課題の重要性，可変可能性の検討用

因 子	①		②		③		④		⑤	
氏 名	重要性	可変可能性	重要性	可変可能性	重要性	可変可能性	重要性	可変可能性	重要性	可変可能性
Aさん										
Bさん										
Cさん										
Dさん										
Eさん										
平均点										

因 子	⑥		⑦		⑧		⑨		⑩	
氏 名	重要性	可変可能性	重要性	可変可能性	重要性	可変可能性	重要性	可変可能性	重要性	可変可能性
Aさん										
Bさん										
Cさん										
Dさん										
Eさん										
平均点										

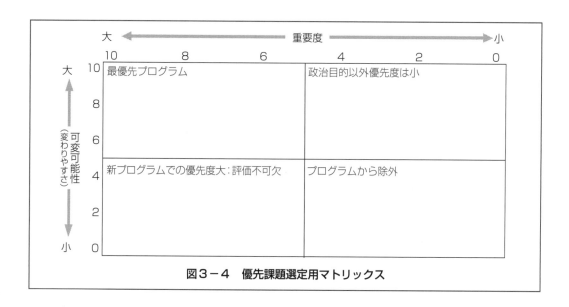

図3−4 優先課題選定用マトリックス

2)「課題」から「目標（目指す姿）」への書き換え

　次にもう一度プリシード・プロシードモデルの図を活用する。マトリックスによって優先順位が明らかになった「課題」を「目標（目指したい姿）」として書き換え，プリシード・プロシードモデルの図に記述することで，目指すべき改善目標が見えてくる。**図3-5**の例では，「家族と一緒に楽しく暮らしたい」「BMI 25kg/m²以上の者の減少」などが目標にあたる。

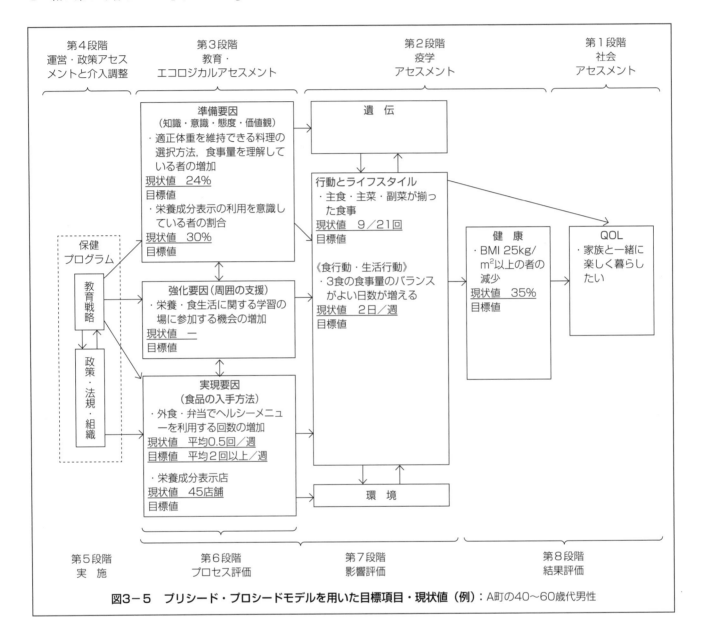

図3-5　プリシード・プロシードモデルを用いた目標項目・現状値（例）：A町の40〜60歳代男性

【演習・実習3−2】プリシード・プロシードモデルの図を活用した目標への書き換え

図3−4を参考にして，対象地域（集団）のアセスメント結果を目指す姿に書き換え，**図3−6**に記入しましょう。

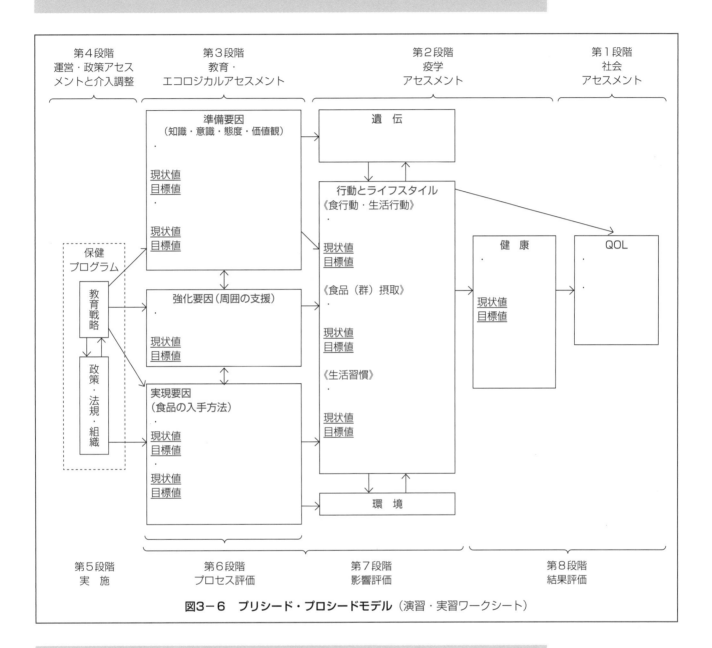

図3−6　プリシード・プロシードモデル（演習・実習ワークシート）

2．公衆栄養プログラムの目標設定

　まず，課題の優先性を裏づける現状値や経年変化などの根拠データ，アセスメント結果を確認し，プログラムの方向性や整合性を関係者間で話し合う。特にプリシードの第1〜2段階のアセスメント内容は，対象者自身のQOLや健康に関する理想であり，改善後の姿を想定するのに役立つ。

　次にプログラムの目標設定を行っていく。

1）目標設定の視点

　目標には長期・中期・短期の目標があり，それぞれ実施期間の設定が異なっている（**表3−3**）。**長期目標**は，対象地域（集団）が健康で幸せな人生を送るための方向性や目指すべき姿を

示す。また，**中期目標**は長期目標の状態を実現するための生活習慣や健康課題の改善目標，行動変容の内容を目標とする。そして，中期目標達成のために現在改善しておくべき目の前の取り組みが**短期目標**となる。

　これらが長期目標に向かって，一連の繋がりを持つことで一貫した政策展開と改善効果が期待できる。

表3-3　長期・中期・短期目標が対応する要素と指標項目

	対応する要素	指標項目
長期目標 （10～20年）	QOL・健康問題	・QOLの変化 ・健康寿命の変化 ・罹患率・死亡率・有病率の変化
中期目標 （3～10年）	行動・ライフスタイル	・生活習慣の変化 ・栄養素摂取量の変化 ・受療行動や健診受診率の変化 ・運動習慣の変化
短期目標 （1～2年）	行動・ライフスタイル等に影響を与えている要因（準備要因・強化要因・実現要因）	・体重などの身体所見の変化 ・行動の変化 ・知識や意識の変化

2）目標値の設定と配慮すべき点

　目指すべき姿を示すとともに，経過を評価できる数値指標を明示することで，対象者やスタッフ，関係者の誰もが目標や達成度を共有できるようになる。

　必要な情報が収集できていないために指標が設定できず，判断が難しい場合は，追加調査などを行うことが望ましい。また，状況により追加調査ができない場合は国や県・他都市の目標を参考にする。この場合の配慮点は，対象地域（集団）が現実的に達成できる目標を設定することで，地域の現状，地域としての行動変容の段階等を考慮して決定する。以下が手順となる。

① 現在の状況（現状値）を把握する。

② ①に関して，国や他都市の実施報告などとの比較を行い，客観的に対象の現状を見極める（**図3-7**）。

③ 標達成の指標として用いる数値や項目（目標値・めざすべき状態）を話し合い，プログラム目標を決定する（**図3-8，表3-4**）。

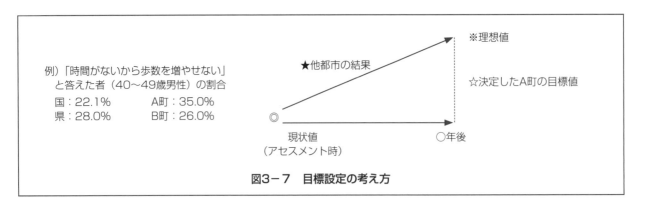

図3-7　目標設定の考え方

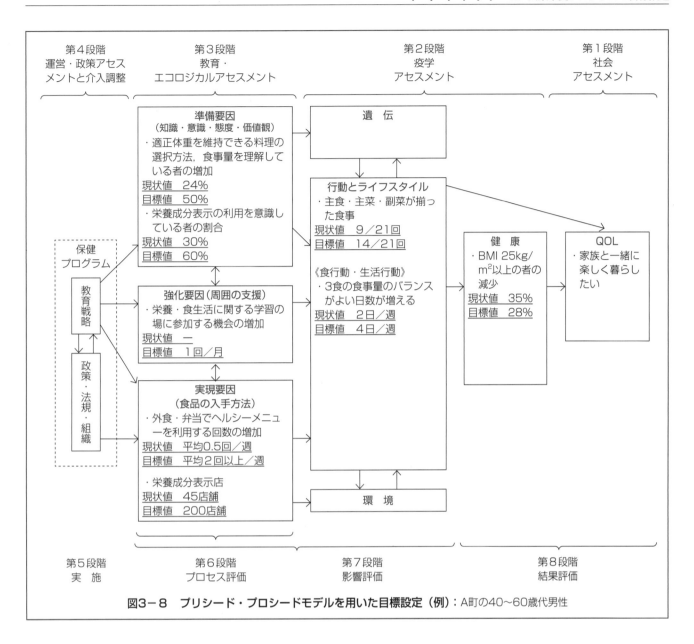

図3-8　プリシード・プロシードモデルを用いた目標設定（例）：A町の40〜60歳代男性

表3-4　目標項目と目標値

優先課題	糖尿病有病率の減少			
目標の種類	目標項目	現状値	目標値	目標値設定の根拠
長期目標	糖尿病予備軍の減少を目指す	「糖尿病が強く疑われる者」の割合12.1% 男性16.3% 女性 9.3% （令和〇年度）	「糖尿病が強く疑われる者」の割合10.0% 男性12.0% 女性 8.0% （令和〇年度）	地域の健康・栄養調査の現状値 国の年齢調整死亡率と政策の目標値
中期目標	・自分に必要な食事量の食事を継続的に実践している。 ・1日2回以上、主食・主菜・副菜を組み合わせて食べている。 ・適正体重を維持できている住民の割合を増やす。	% % % （令和〇年度）	% % % （令和〇年度）	地域の食育推進計画 国民健康・栄養調査結果
短期目標	・自分に適正な食事量を知っている住民の割合を増やす。 ・毎日、体重を計るよう心がけている住民の割合を増やす。 ・主食・主菜・副菜が揃うよう、献立を意識している住民の割合を増やす。	% % % （令和〇年度）	% % % （令和〇年度）	地域の健康・栄養調査の現状値 国民健康・栄養調査結果 近隣地域の調査結果

【演習・実習3－3】目標値の設定
目標値設定の手順を参考に，以下の**表3－5**に目標項目と目標値を記入しましょう。さらに【演習・実習3－2】で使用したプリシード・プロシードモデルの図に目標値を書き込みましょう。

表3－5　目標項目と目標値

目標の種類	目標	現状値	理想値	目標値

3．公衆栄養活動の企画・立案

1）計画の策定

アセスメントを経て，対象地域（集団）の課題や目指すべき方向性が明らかになったら，次には具体的な計画の立案に移る。対象者と意見を共有しながら進めていくことが重要であるが，対象地域（集団）とどの段階で意見交換を行うか，また課題や目標をどのように提示するかは，その集団の特性に応じて慎重に進めるべきである（課題解決型アプローチ，目的設定型アプローチに対する協議が必要）。

また，公衆栄養活動は計画の期間が数年から数十年と長期に及ぶことから，長期目標達成に向けて，さまざまな角度からの大小の計画が展開される。長期目標を目指す長期計画（公衆衛生の向上を目指すための基本構想），それを実現させるための方向性や近い将来目指すべき姿を示す中期計画（基本推進計画）と，多くの具体的な短期計画（各種事業）からなる（**図3－9**）。計画の各々の目標には達成までの期間が設定されるとともに，計画同士が影響し合うことで，より大きな目標達成を目指していくことが理想的である。そのためには，計画全体についての進め方を関係者で共有し，一貫性を持たせるとともに，連携が不可欠であり，円滑に実施できる継続性のある計画を企画・立案することが求められる。**図3－10**では京都府における市町村健康増進計画作成に至る流れを例示している。

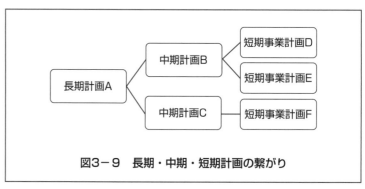

図3－9　長期・中期・短期計画の繋がり

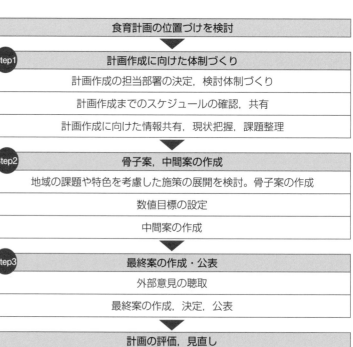

図3－10　市町村健康増進計画作成の流れ（京都府の例）

2）事業計画書の作成

実際にどのような事業を展開するかといった事業内容や，期間，予算等を記入するのが事業計画書である。作成に当たっては，事業実施に必要な項目以外に，計画段階から達成度を評価する指標を決めておく必要がある。評価は計画内容のあらゆる面において行うことができるため，適切なタイミングで適切な内容で実施するよう計画する。例えば，評価（プロセス評価・影響評価）のために必要なアンケート項目や運営面のモニタリングなどである。PDCAサイクルのスパイラルアップは，適切な評価ができることから始まる。

計画書作成は実施の合理性や効果の点からも熟考する。必要な資源（物的資源・人的資源，予算，時間など），運営面・政策面のアセスメント結果，実施可能性などについて総合的に判断する。具体的な内容としては，いつ，どこで，誰に，誰が，何を，どのように実施するか，評価はどのように，いつ行うのかを明確にする必要がある。

〈計画書作成のポイント〉

① 実施必要性

計画の必要性について，アセスメント結果をもとに説明する。

例）全国平均よりも肥満度が高いこと，生活習慣病に対する対策が将来に及ぼす影響についての予測など，アセスメントデータを用いて説明する。

② 実施優先性

多くの健康課題の中で，ほかの課題との関連性や緊急性，重要性を根拠にこの計画に優先的に取り組む理由について説明する。

③ 実現可能性

現実的な費用や人員や場所などの資源を想定し，実施できるかどうかを説明する。

・人的資源：スタッフ，プログラムに協力してくれる住民や団体など

・物的資源：開催場所や予算，必要な物品や媒体など

④ 関連する政策

行おうとするプログラムの根拠となる法律や政策，行政の方針を調べ，この計画の妥当性や方向性を説明する。

⑤ 過去の対策実績

プログラムに関係して，過去に取り組んできた計画や実施について調べ，今回の計画の意義や効果的な実施方法について説明する。

⑥ 関連するほかの計画

他職種や連携し得る団体などが企画する計画について調べ，この計画の効率的な実施に向けての調整や連携について説明する。

具体的な計画を立案するために必要な内容を順に考えていく際，図3−11などの枠組みを利用するとよい。

【Why】 なぜ必要なのか （背景，目的，理由）	【Whom】 誰に向けて実施するのか （対象者）	【How much】 いくらで実施するのか （予算，参加費など）
【Who】 誰が事業を実施するのか （担当者，担当部署，責任者など）	【What】 何を実施するのか （開催内容など）	【How many】 どのくらいの数や量が必要なのか （環境設備，参加人数など）
【When】 いつからいつまで実施するのか （期間開始日・終了日など）	【How】 どのように実施するのか （手段，手順，仕組みなど）	【Where】 どこで実施するのか （開催場所など）

図3−11　事業計画を立案するための6W3H―アイデアからプランへ―

資料）石井力重『アイデア・スイッチ』日本実業者，2009，p.134を一部改編

【演習・実習3−4】事業計画書の作成

以下の表を用いて，事業計画書を作成しましょう。

事業計画書

クラス：＿＿＿＿　学籍番号：＿＿＿＿＿＿＿＿＿　氏名：＿＿＿＿＿＿＿＿　グループメンバー名：＿＿＿＿＿＿＿

事業名		
事業実施の背景		
事業の位置づけ		
法的根拠		
これまでの取り組み		
事業内容	実施事業名	
	実施機関	
	対象者	
	実施計画	
	関係機関とその役割	
	周知方法	
	予算	

事業評価	プロセス評価	
	アウトプット評価	
	アウトカム評価	

3）実施する事業の優先順位づけ

　各目標に対して，さまざまな視点からの事業が展開されるのは望ましいことである。考案された複数の計画については，**期待できる効果**と**実現可能性**を指標とするマトリックスを用いて優先順位をつけ，実施時期や詳細を検討する（**図3−12**）。

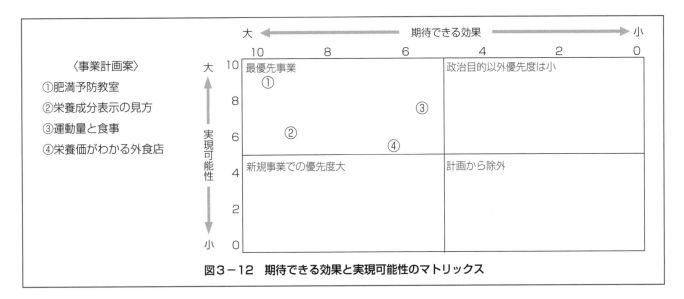

図3−12　期待できる効果と実現可能性のマトリックス

【演習・実習3−5】事業の優先順位づけ

【演習・実習3−1】で選定したアセスメント結果を整理して，図3−8（p.51）を参考に複数の計画について案を出し合い，以下のマトリックスを用いて事業の優先順位をつけてみましょう

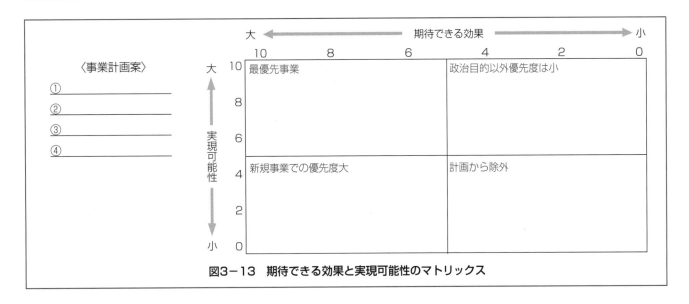

図3−13　期待できる効果と実現可能性のマトリックス

4．公衆栄養活動計画の実施

　計画書に従って計画を実施する。その際，スタッフ間で共通認識ができるよう，以下の通り，十分な説明と情報共有を行うことが求められる。以下に実施の手順を示す。

①　関係者への依頼，対象地域（集団）への周知など，事前準備段階で多くの作業があるため，情報を共有し，分担して進める。

※スタッフのトレーニングについて

　非常勤の栄養士，管理栄養士，ボランティアや他職種，事務担当など，多くの職種が関わる事

業において，事業目的に沿った運営をするためには，対象者への対応姿勢や方針などを一貫させる必要がある，また，食事調査や住民へのグループワークなどを行う際には，個人の価値観やスキルの違いによる対象者への対応の差が出ないよう，指導方法の統一やスキルアップのためのトレーニングを行うことがある。

② プログラムに沿って，会場予約，対象者の募集，献立作成，媒体作成，評価アンケート作成など，必要な準備を整える。

③ 実施当日の気温や天候，また，町の行事などとの兼ね合いにより，対象者の参加状況に影響を及ぶことがある。予想外の状況にも柔軟に対応できるよう，連絡や命令系統の統一をしておくことが必要である。

④ 事業実施後，速やかに事業実施報告書を作成する。周囲関係者への終了報告，今後に向けての会議を行うことで，反省点や課題が見え，改善につなげることができる。事実報告と感想などの主観的報告加えた記録は，次年度の計画策定に役立てる。

　活動計画の例を**表3-6**に示す。

表3-6　公衆栄養活動計画（例）

事業計画	事業1：ハイリスクアプローチ ・メタボ予防の集中調理作戦	事業2：ポピュレーションアプローチ ・ホームページでの情報発信と講習会 　食事日誌をつけよう！	事業3：ポピュレーションアプローチ ・町内キャンペーン 　外食栄養成分表示ってなに？
改善指標と目標値	・週に5日は自分にあった食事量を基に，食事することができる（100%）。 ・バランスのとれた献立を見分けることができる（100%）。 ・週1以上自分で朝食をつくる（100%）。	・自分の食事の内容に関心があると答える者の割合の増加（90%）	・ヘルシーメニュー店をしっている住民の増加（70%）
対象者	・A町在住BMI 25以上の30～60歳代の男性約1,200名 ・募集定員：30名×4クール＝120名	30～60歳代の男性 ・HPより登録制でソフト使用 ・講習会：予約制（定員なし）	一般住民
実施期間	平成26年度中に4クール実施（3か月1クール）	平成26年度毎月1回 情報発信と講習会	5か年計画
評価方法	・アンケート調査（プロセス評価） ・知識確認テスト結果（プロセス評価） ・1年後のアンケート（影響評価）	・年度末参加者アンケート調査（プロセス評価） ・平成27年度町内健康栄養調査（影響評価）	・平成27年～　町内健康栄養調査（影響評価）
人的資源	・管理栄養士，栄養士（雇用） ・食生活改善推進員	・ホームページ掲載は，作成後の更新などは情報企画部に依頼。 ・栄養士（雇用）	・商工会会員 ・食生活改善推進員
物的資源	・調理実習室・教育媒体	・ホームページ既にあり ・駅2階談話室（借り上げ）	・実店舗のメニュー
予算計画	￥660,000（内訳別添）	￥5,000,000	￥3,000,000
募集方法と特記事項	町の広報誌掲載・健診時案内，管内の企業に協力を依頼して募集	メディア媒体での呼びかけ	ビラ配布（商工会の協力要）

5. 公衆栄養活動計画の評価

　公衆栄養活動の評価は，計画時にあらかじめ定めておいた評価方法に従い，情報収集と分析を行う。その評価によって明らかになった改善点はすぐに対策を検討し，その後のプログラムに反映させることが望ましい。

　主な評価方法について，実施時期，評価対象を**表3-7**に記す。

　プリシード・プロシードモデルでは，長期・中期・短期目標に対する評価は，アセスメント時のそれぞれ1～3段階までの項目と対応して考えることができる（**図3-14**）。そのほかにも，

健康日本21（第二次）のように，A，B，C，D，Eの5段階で評価する方法などがある（**図3－15**）。また，地域住民に対する評価を行う時のチェックポイント（**表3－8**）などを参考に公平で客観的に必要な評価を行い，改善すべき点は改善して次のよりよい計画につなげることが目的である。

表3－7　評価の種類

評価の種類	時　期	評価対象
プロセス評価 （経過評価）	実施期間内に1～数回	・プログラムの実行に伴うプロセスの評価 ・プログラムの進行状況，スタッフの人数や役割，参加者の満足度などの感想など
影響評価	短・中期目標の期間終了時，短期プログラム終了時または終了後数か月～1年経過後	・プログラムの直接的な効果を評価 ・短・中期目標達成状況 ・対象者の意識，知識，技術，態度，価値観，行動の変化 ・対象者の属する組織の反応 ・周囲の支援や理解度，社会資源の利用度の変化
結果評価	数年～数十年経過後	・プログラムの成果を評価 ・中・長期目標達成状況
企画評価	計画全体	・長期・中期・短期の目標と実施方法の妥当性 　（広報，対象者，連携，予算，期間など）
経済評価	計画全体	・費用効果分析、費用便益分析

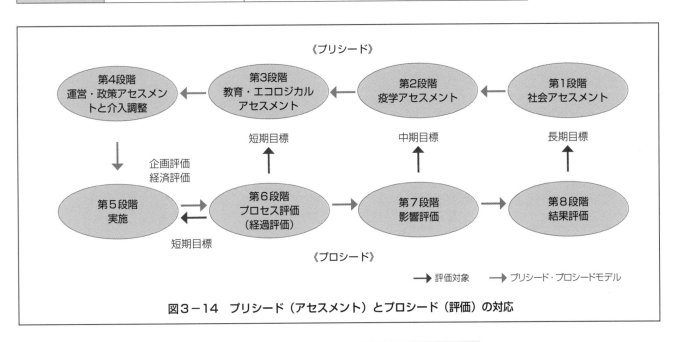

図3－14　プリシード（アセスメント）とプロシード（評価）の対応

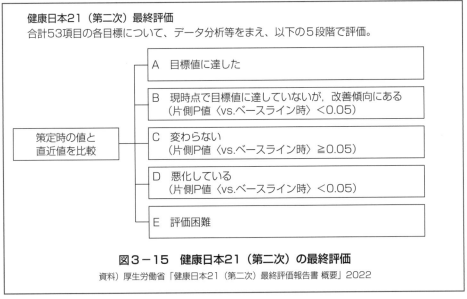

図3－15　健康日本21（第二次）の最終評価

資料）厚生労働省「健康日本21（第二次）最終評価報告書 概要」2022

表3－8　地方計画評価のためのチェックリスト

チェック項目	チェックの考え方
1．評価委員会を設置しましたか。	評価を行うためには，評価を実施するための体制づくりが必要です。
2．計画の策定，推進に携わったメンバーが評価委員会に参加していますか。	実態に即した評価が行われるためには，地方計画の策定や，実際の推進に関わった人が評価委員のメンバーになることが必要です。
3．評価の結果は議会に報告されましたか。	評価の作業を責任を持って行うため，また，評価結果を広く周知して，次の課題に取り組むために，議会に評価結果を報告しましょう。
4．評価結果を広報誌やHP（ホームページ）等に掲載しましたか。	計画の策定，推進にとどまらず，評価結果についても広く住民に公表し，住民参加を促進させます。
5．評価結果のダイジェスト版を住民に配布しましたか。	広報誌やHPを通じて住民に評価結果を知らせるという方法の他に，評価結果（報告書）のダイジェスト版を用意し，それを適宜住民に配布するという方法もあります。
6．講演会等の機会を利用して，住民に評価結果を説明しましたか。	各種講演会の主催者と連携し，講演会で評価結果を報告するのも有効な手段です。住民への結果の説明を積極的に行いましょう。
7．成果目標評価は，目標値に対する達成度を用いてなされましたか。	原則として，成果目標は数値を目標値とします。従って，評価はその目標がどの程度達成されたかという達成度を算出することで行われます。
8．成果目標の評価だけでなく，プロセス評価や構造評価を行いましたか。	目標が達成されたかどうかを評価するだけでなく，そのために行われた事業や基盤整備，社会資源との連携などについて，そのプロセス評価（保健事業の実施に当たって，実際に何がなされたか）や構造評価（保健医療サービスが提供される環境特性に関する評価）も実施します。これらによって，関係者の働きをきちんと評価しましょう。
9．計画を次の計画策定にフィードバックさせましたか。	目標が達成されたかどうかで終わるのではなく，目標達成の様々な活動や事業における課題や問題点を適切に評価し，その課題や問題点をもとに，次の計画を策定しましょう。
10．「健康日本21」の推進にあたって，健康づくり施策に対する住民参加は促進されましたか。	「健康日本21」は，地域住民が主体的に取り組むことによって，健康なまちづくりを目的としています。「健康日本21」の推進を通じて，健康づくり施策への住民参加が促進されること自体が評価ポイントとなります。
11．「健康日本21」の推進にあたって，ヘルスプロモーションは強化されましたか。	「健康日本21」は，従来型の健康づくりの対策と異なり，行政全体の取り組みだけでなく，住民を中心に様々な民間の社会資源が連携を取り，健康づくりの取り組みを推進するのが目的です。「健康日本21」の推進を通じて，ヘルスプロモーションが強化され，多くの政策にヘルスプロモーションの視点が採り入れられること自体が評価ポイントとなります。
12．単独の自治体だけの評価ではなく，生活圏（二次医療圏）内や都道府県内の複数の自治体で重層的な評価を行いましたか。	市町村が単独で評価を行うだけではなく，生活圏（二次医療圏）あるいは都道府県内の自治体等の計画を重層的に評価することが必要です。都道府県の評価と市区町村の評価を重ねて，住民の健康づくり運動の進展度合いについて，都道府県の「成果目標」で見る健康指標の目標達成率と市町村の「成果目標」及び「手段目標」の達成率の間の関係を検証します。

資料）公益財団法人 健康・体力づくり事業財団による「地域における　健康日本21実践の手引き」2000

6. より効果のある次期計画に向けて

　マネジメントサイクル（PDCAサイクル）に沿って，得た評価（Check）を次の計画に生かすために，必ずフィードバック（Action）を行う。その内容は関係スタッフと共有し，住民への説明資料や他の計画へのし参考資料として，有効に用いる。

【演習・実習3-6】事業実施報告書
次の表に記入して，事業実施報告書を作成しましょう。

　　　　　　　　　　　　　　　　　　　　　　　　　年　　　月　　　日

事業名			
目　的			
開催日時・場所			
対　象			
参加人数			
スタッフ			
実施内容	内容	所要時間	スタッフ
支出経費			
評価			
今後の課題・問題点			
次回の計画・準備			
感　想			

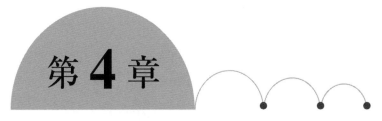

第4章

公衆栄養プログラムの実践例

　公衆栄養プログラムのポイントの理解に向けて，公衆栄養活動（事業）の目的・目標，内容，評価，成果と課題，連携および地域への広がりなどについて実践例を紹介する。なお実践例は，日本栄養士会全国行政栄養士協議会が2009（平成21）年度、2020（令和2）年度、2021（令和3）年度に発行した「行政栄養士による活動事例集」（日本栄養士会HP）から抜粋，再構成したものである。

1. 関係機関や地域住民と連携した食育事業

事業名	ふやそう野菜・へらそう塩キャンペーン
実施主体	T県
実施期間	2021（令和3）年5月〜2021（令和3）年12月

（1）目　的
　働く世代の野菜摂取の増加，減塩対策を「より美味しく，手軽に」実践できるよう，民間企業と連携し，減塩関連商品等を活用した減塩方法の提案を行い，その効果を検証する。

（2）実態把握
【現状】
　健康○○21（第二次）中間評価の結果（平成30年3月）　出典：2015（平成27）年県民健康・栄養調査
・野菜摂取量の平均値（1日当たり）は増加。276g（平成22年）→308g（平成27年）
・食塩摂取量の平均値（1日当たり）は横ばい。男性11.8g（平成22年）→10.9g（平成27年），
　女性10.3g（平成22年）→9.4g（平成27年）
【課題】
　野菜摂取量の増加，食塩摂取量の減少が課題となっている。特に30〜50歳代の働く世代の野菜摂取量の平均値は300ｇに達しておらず，働く世代への積極的な普及啓発が必要である。

（3）目　標
・食塩摂取量の平均値男性8.0g以下，女性7.0g以下（健康○○21（第二次）目標値）
・野菜摂取量の平均値350ｇ以上（健康○○21（第二次）目標値）

（4）評価方法

【プロセス評価（経過評価）】

・参加者数

・減塩商品に関心がなかった者

【結果評価】

・最近１週間野菜を食べるための取り組み（５項目）を選択した者の総合計数

・最近１週間食塩を控えるための取り組み（７項目）を選択した者の総合計数

（5）対象者

働く世代およびその家族

（6）内　容

【実施方法】

11月18日と11月21日に食料品売場において「ふやそう野菜・へらそう塩キャンペーン」実施

・弁当・惣菜を活用した，野菜摂取，減塩に効果的な「食べ方」「選び方」を提案

・「美味しく・手軽に」の実践ツールとして，減塩調味料等の活用を提案

【評価方法】

・スマートフォンを活用したクイズラリーおよびアンケートの実施（店内普及啓発資材を設置している各場所にクイズを設置，クイズラリー形式で普及啓発資材を自然と目にした後，クイズラリー終了後にアンケートへの回答を求める。

・PR期間前後の「野菜」「減塩」に対する知識・意識・行動の変化（モニター調査）の実施

（7）評価と成果

【プロセス評価（経過評価）】

・参加者数：２日間クイズラリー参加者193家族（内アンケート参加者（212名））

・減塩商品に関心がなかった者68名中，56名が関心をもったと回答（84%）

【結果評価】

対象者：モニター登録者（26名）　30歳代（50%），40歳代（50%），女性（84.6%）

・最近１週間野菜を食べるための取り組み（５項目）を選択した者の総合計数

事前42名（32.3%）→事後52名（40.0%）【変化率123.8%】

・最近１週間食塩を控えるための取り組み（７項目）を選択した者の総合計数

事前７項目31名（17.0%）→事後７項目61名（33.5%）【変化率196.8%】

・食知識，食意識の望ましい変化においても，野菜摂取より減塩の方で変化率が高い結果となった。

（8）課　題

「手軽に美味しく野菜摂取量を増やす，減塩に気をつける」を食品と連動し訴求した結果，野菜摂取の増加や減塩に対する意識や行動の変化が見られた。健康的な食品選択の促進には，食料品売場の食品の仕入れや設営，資材など事前の準備が重要であり，企業関係部署とキャンペーンの企画を共有，調整するためには各関係機関のキーパーソンの存在や十分な準備期間が必要である。

2. 母子保健事業

事業名	ＩＣＴを用いた離乳食相談（離乳食動画配信，オンライン相談）
実施主体	Ｔ市健康福祉部健康づくり課
実施時期	① ホームページにて離乳食動画配信，2020（令和2）年4月より公開 ② オンライン子育て相談，2020（令和2）年11月から開始 ③ オンライン離乳食グループ相談会，2021（令和3）年1月から開始

（1）目　的

保護者が気軽に相談でき，正しい情報を得る場があることで，安心して子育てを行うことができる。

（2）実態把握

【現状】

新型コロナウイルスの影響で，離乳食相談会が中止，10か月児健診が医療機関委託となり，保護者に離乳食相談を行う機会が激減した。

離乳食相談会延べ参加者：2018（平成30）年度466人，2019（令和元）年度（2020〈令和2〉年3月中止）461人

【課題】

支援を必要とする保護者は多く，コロナ禍でも実施できる事業の工夫，支援の多様化が必要

（3）目　標

第2次Ｔ市総合計画（最終目標値2022（令和4）年度）

・子育て支援に対して満足と答えた人の割合（市民意識調査）：60％

・育児が楽しいと感じる人の割合（乳幼児健診時アンケート）：75％

（4）評価方法

【プロセス評価（経過評価)】

① 離乳食動画視聴回数

② オンライン子育て相談利用件数

③ オンライン離乳食グループ相談会実施回数

【結果評価】

・子育て支援に対して満足と答えた人の割合

・育児が楽しいと感じる人の割合

（5）対象者

乳幼児期の保護者

（6）内　容

① 離乳食動画（全11話：初期6話，中期2話，後期3話)

育児の合間に視聴できるように1話あたりの長さは3〜5分

また，初期は週に1本ずつ視聴しながら離乳食を進めていけるように作成

② オンライン子育て相談（Zoom）

祝日・祭日を除く火曜日と金曜日の午前中に実施。対象は妊婦から乳幼児期の保護者

③ オンライン離乳食グループ相談会（Zoom）

月に1回実施。対象は8〜12か月の親子。共通のテーマで疑問やアイディアを出し合う。

（7）評価と成果

【プロセス評価（経過評価)】

① 離乳食動画視聴回数：2,300回超

② オンライン子育て相談利用件数：2020（令和2）年度8件，2021（令和3）年度13件

③ オンライン離乳食グループ相談会実施回数：2020（令和2）年度3回，2021（令和3）年度
　1回

(2021〈令和3〉年12月現在)

【結果評価】

(割合：2014〈平成26〉年度計画策定時の基準値→2019〈令和元〉年度実績→2020〈令和2〉
年度実績)

・子育て支援に対して満足と答えた人の割合：31.9％→38.0％→37.3％

・育児が楽しいと感じる人の割合：71.7％→68.8％→67.9％

（8）課　題

　オンラインでの個別相談のニーズは多いが，グループ相談の利用者が伸び悩んでいる。周知方
法や対象，内容の検討が必要である。

3. 生活習慣病予防対策

事業名	糖尿病重症化予防プログラム事業
実施主体	O市健康政策課成人健康係および国保年金課管理係
実施期間	通年

（1）目　的
糖尿病の発症や重症化の予防，人工透析への移行を防止する。

（2）実態把握
【現状と課題】

　2型糖尿病は，病状や病態に応じた治療を受けずに放置すると合併症を引き起こすが，透析患者の約半数が糖尿病性腎症を起因としている。糖尿病有病者数は今後も増加傾向が続くことが予想されるため，発症や重症化，人工透析への移行を防止することで，患者の健康増進と医療費の増加抑制を図る。T県糖尿病重症化予防プログラムを参考に，本市の方針に基づいた保健指導を行っている。

（3）目　標
【短期目標】

・健診受診者に対する評価（医療機関受診率増加）

・保健指導対象者に対する評価（実施率，改善率）

【中長期目標】

・人工透析費用額における糖尿病性腎症割合の減少：2016（平成28）年 43.9%，2020（令和2）年52.9%，2023（令和5）年目標39.9%

・人工透析新規導入人数：2016（平成28）年 9人，2020（令和2）年 15人，2023（令和5）年目標9人より減少

（4）評価方法
【プロセス評価（経過評価）】

・対象者の選定基準

・保健指導使用媒体の検討

【結果評価】

・医療機関受診率

・保健指導利用者の改善者割合

（5）対象者
　40歳から74歳のO市国民健康保険加入者

（6）内　容
　特定健康診査の検査値とレセプトデータから対象者の状況に応じて，情報提供や受診勧奨，医療と連携した保健指導に振り分けて保健指導を実施し，生活習慣の改善や医療機関での治療に結びつける。

4月　対象者選定，医療機関への事業説明

5月　結果説明会等で対象者に保健指導開始

8月　国保連合会提供データから治療中断者に受診勧奨

12月　4～9月の受診勧奨対象者の未受診者に再度勧奨

（7）評価と成果

【プロセス評価（経過評価）】

・対象者の選定基準：KDB[*1]，国保連合会のデータを活用したか…活用できた。

・保健指導使用媒体の検討：執務する専門職打合せ時に検討できた。

【結果評価】

・医療機関受診率受診勧奨対象者（4～9月の健診受診者）25人中16人：64％

・保健指導利用者の改善者割合利用者25人（終了者21人，改善13人，維持4人，悪化2人）：62.0％

（8）課　題

・医療機関への受診率が低い状況である。

・医療と連携した保健指導実施数が少ない。

・情報提供・受診勧奨手段の効果と評価が不十分である。

＊1 KDB（国保データベース）：保険者が保健事業を効率的に運営できるよう，全国の国民健康保険団体連合会が管理する給付情報（医療・健診・介護）等から作成した統計情報や健康に関するデータを提供するサービス。国民健康保険中央会が運営。

4. 高齢者の健康づくり対策

事業名	シニア食生活改善教室
実施主体	Ｆ市保健所
実施期間	2020（令和2）年～2021（令和3）年

（1）目　的

　高齢者の食生活等に関する教室を実施し，高齢者ができるかぎり要介護状態に陥ることなく，健康で生き生きとした老後を送れるよう支援する。

（2）実態把握

　Ｆ市フレイル予防推進計画では，「フレイル」という言葉の意味を知っている人の割合は，2019年度7.4％，栄養バランスを考えて食事をしている人の割合は，2017年度41.9％であった。また，全国および県と比較し，要介護（要支援）認定者の割合が高く，特に要支援1の割合が高くなっている。

（3）目　標

　「フレイル」という言葉の意味を知っている人の割合を18％に，栄養バランスを考えて食事をしている人の割合を50％にすることを目標とする。

（4）対　象

　Ｆ市在住のおおむね65歳以上の高齢者およびその家族

（5）連携機関

　食生活改善推進員協議会，地域活動栄養士会

（6）内　容

　テーマ：フレイル予防のための低栄養予防と減塩

　場　所：地域の公民館・集会所

　対　象：おおむね65歳以上の市民とその家族

　内　容：講義と調理デモンストレーション

　　　　　行政栄養士と地域活動栄養士が指導案や資料を作成し，研修を受けた食生活改善推進員が教室を運営

（7）評価と成果

【プロセス評価（経過評価）】

　市が課題抽出，テーマ設定し，地域活動栄養士会と共有，連携できた。

　食生活改善推進員に対して，感染症対策についてのチラシを配布するとともに，感染症の状況に応じて教室の実施について助言し，安全な運営ができた。

【結果評価】

　開催会場80か所，参加者数840人

　アンケート結果から低栄養予防と減塩についての理解できたのは90.1％であり，フレイル予防の啓発に効果があった。

　調理デモンストレーションで1回の食事量を展示し，88.3％の人が1回の食事量を理解したと回答したことから，栄養バランスを考えた食事の啓発に効果があったと考えられる。

（8）課　題

　事業開始から20年以上経過し，2020（令和2）年度の新規参加者は29.3％，2回以上の参加者が65.6％である。ニーズにあった最新情報の提供に努めるとともに，新規参加者を増やす工夫が必要である。

5. 災害時栄養対策と活動

事業名	災害時等における食環境整備事業
実施主体	H道：F地域保健室
実施期間	① 2019（令和元）年8月28日（水） ② 2018（平成30）年度

（1）目　的

　地域における災害時等による食環境体制整備の構築を図るため，給食施設においては，災害時等でも食事提供を継続できる体制を整え，危機管理対策の一層の充実を図ると共に，住民においては，災害時における食の備えの重要性について意識づけを図る。

（2）実態把握

　近年，北海道胆振東部地震による大規模停電や大雨による水害等，管内においても災害に見舞われていることから，災害時等において住民自身の食糧等の確保が重要となってくる。また，給食施設においても，災害時等における食事提供体制の整備が重要となるが，災害時等の食事提供マニュアルや非常用献立の整備状況などに差があり，なおかつ給食提供に係る関係機関のネットワーク構築も課題となっている。

（3）目　標

① 災害時等における給食施設の食事提供マニュアル策定施設，および非常用献立作成施設の増加（2018〈平成30〉年度の災害時における食事提供マニュアル策定施設63.0%，非常用献立作成施設70.4%）

② 災害時等における食環境整備に関する住民の意識向上

（4）評　価

　プロセス評価（経過評価）として，研修会前に各給食施設の大規模停電時の給食提供状況調査を実施し，今後の災害時における食事提供マニュアル策定施設数の変化，非常用献立作成施設の増加などにより評価を行う。

　さらに，市町や保健所の各事業において，「災害時等における食事ハンドブック」の配布状況により，住民への普及啓発につながったかの評価を行う。

（5）対　象

① 管内給食施設等管理者，管理栄養士，栄養士，調理師，調理員等

② 管内市町栄養士，市町雇い上げ栄養士

（6）内　容

① 管内給食施設管理者等研修会において，「これからの給食施設の危機管理対策」と題して，大学講師より，誰が見てもわかるマニュアル作成の重要性などについて，他施設で工夫して取り組んでいる事例を盛り込んで講演いただいた他，実際に各施設で経験した大規模停電時の対応状況等についてグループワークを行った。

② 管内行政栄養士研修会の場を活用し，市町栄養士等と連携して住民向けの災害時等における食事ハンドブックを作成した（主な内容：備蓄リスト，備蓄食料品の活用例，食中毒予防，災害時の調理の工夫，パッククッキング，備蓄食材活用レシピ）。

（7）成　果

【プロセス評価（経過評価）】

① 研修会前に各給食施設の大規模停電時の給食提供状況を調査し，施設規模や施設種別がわかるようにとりまとめ，当日配付することで，グループワーク時や事後も活用されるものとなった。

② 行政栄養士間で役割分担を決めることで，効率よく連携して作業を進めることができた。

【結果評価】

① グループワークは，施設種別に分けたことで，職種が異なっていてもスムーズに情報交換ができ，事後アンケート結果からも，他施設が実際に行った災害時の対応や備えなどを知ることで，今後の施設の危機管理対策の参考となったとの声が多く聞かれた。

・災害時における食事提供マニュアル策定施設

　2018（平成30）年度および2019（令和元）年度：63.0％→2020（令和2）年度：73.1％，

・非常用献立作成施設：2018（平成30）年度および2019（令和元）年度：70.4％→2020（令和2）年度：84.6％

② 市町や保健所の各事業で配布し，住民への普及啓発につながった。

（8）連携・地域へのつながり

① 管内の会員相互の連携強化と活発な意見交換が図れたことにより，施設間同士の連携が密となり，災害時における食事提供マニュアル策定および非常用献立作成の推進につながった。

② 管内市町栄養士，市町雇い上げ栄養士の連携が図られ，「災害時等における食事ハンドブック」の作成につながり，その結果，地域住民がつながることとなった。

6. 食環境整備

事業名	スーパーマーケット・給食施設における「無意識の減塩」推進事業
実施主体	F県　健康づくり推進課
実施期間	スーパーマーケット：2020（令和2）年から
給食施設	2019（令和元）年から

（1）目　的
　食塩摂取量を減少させるため，企業と連携して減塩の食環境整備を推進する。

（2）実態把握
　人口動態統計によると，循環器疾患による死亡率が全国と比べて多い。NDB[*1]では，メタボリックシンドロームは予備軍を含めると40歳以上の3人に1人が該当。2016（平成28）年国民健康・栄養調査，県食行動実態把握調査から，食塩の過剰摂取は男女とも全国ワースト2位，成人の7割以上が食事摂取基準の目標量を超過している。家計調査では，調理食品への支出金額は5位前後で推移している。

（3）指標と目標値
【事業の目標】
　スーパー：減塩商品数の増加・売り上げの維持

　給食施設：協力施設数の増加

　関連計画の指標：成人1日当たりの食塩摂取量の減少　男性9g以下，女性7.5g以下（2022〈令和4〉年）

（4）評　価
【プロセス評価（経過評価）】
　F県食育応援企業団や給食施設指導等の事業と連携し，複数企業の協力を得た。スーパーでは，売り上げの多い商品を減塩の対象とすることができた。プレスリリース後，県内外に発信され，協力企業の健康や地域貢献の意識の高さを広報できた。

【結果評価】
　スーパーでは，減塩前後の売り上げが増加，購入者からも好意的な反応があり，県内企業の意識が高まり，別事業の減塩キャンペーンにつながった。

　給食施設では，喫食者全員1人1日当たり0.5g前後減少できた。段階的に減塩することで味の違和感なく減塩でき，マニュアルを作成し，取り組み施設数も増加した。

（5）対　象
　スーパーおよび給食施設（社員食堂）の利用者

（6）内　容
　スーパー：既存の総菜を美味しく減塩し，その旨を利用者に告知せず販売

　給食施設：給食の味噌汁を利用者に告知せず段階的に減塩した。養成施設と連携し，だし等を利用した減塩，だしを利用せず調味料を減らして減塩，その方法を検証しマニュエルを作成し，活用した。

（7）課　題
　継続的な取り組みとするためには，売り上げの増加・維持，利用者に味が受け入れられること，企業の従業員の理解が必要である。減塩商品を利用しやすい食環境整備と併せて，一人ひとりの味覚が薄味に慣れるような取り組みが必要である。

＊1 NDB：2009（平成21）年以降，電子化されたレセプト情報ならびに特定健診・特定保健指導情報を収集した厚生労働省のデータベース。正式名称は「レセプト情報・特定健診等情報データベース」。汎用性の高い基礎的な集計表を作成し，「NDBオープンデータ」として公表されている。

7. 地区組織育成支援

事業名	H県，K市いずみ会（食生活改善推進員）育成事業
実施主体	K市
実施期間	2008（平成20）年度

（1）目　的

　健康日本21に基づいた「ウェルネスプランK」の基本目標である「市民が創るウェルネス」の実現を目指して，一次予防に重点を置くと同時に，地域・学校・保健医療機関などとの連携を強化し，健康づくり推進事業を展開している。地域との連携づくり強化として，市内各地域で活動している食生活改善推進員と運動普及推進員との連携が不可欠であり，会員の資質向上と信頼関係づくりを目的とする。

（2）実態把握

・会員数（食生活改善推進員：216名，運動普及推進員：47名），平均年齢64.6歳
・個別活動を積極的にしている会員と，そうでない会員とに分かれている。活動なしの理由として，どのような活動をすればよいかわからないとの意見が多い。会員の役割や活動内容を伝え，地域と連携を図る必要性がある。
・健康の自己管理として，会員の検診受診状況などが把握できていない。

（3）目　標

・会員の資質向上
・地域活動への拡がり（身近な活動を中心に，地域へと拡げる）。
・検診受診率の向上（健康の自己管理）と地域での声かけ。

（4）評　価

・研修会や連絡会の実施回数と参加人数
・個別活動報告の集計
・会員の検診受診状況アンケート

（5）対　象

・食生活改善推進員
・運動普及推進員

（6）内　容

① 食生活改善推進員
・中央研修（各エリアから代表者に参加してもらい，健康教育と調理実習を実施。その内容を，会員主体のエリア研修会で実習を行い，地域へ拡げる。）
・エリア連絡会（各エリア会員との連携を図る。2000（平成20）年度は，乳がん自己検診模型を全会員に体験してもらい，検診受診の意義やがん予防の食生活の理解を得る。また，地域での受診推奨を依頼する。）
② 運動普及推進員
・中央研修（体育指導員などと連携し，実技中心に習得してもらう。食生活に関する健康教育も実施）
③ そのほか
・理事会（1回／月）の実施，活動報告様式の変更，会員の検診受診状況調査アンケートの実施

（7）成　果

・中央研修（食）　　回数：11回，延人数：376人

　　　　　　（運動）　　回数：12回，延人数：376人

・エリア連絡会　　　回数：13回，延人数：244人

・検診受診状況（H19年度）　　健康診査：80.7％，がん検診：56.8％

　　　　　　　　　（H20年度）　　健康診査：89.0％，がん検診：59.3％

・個別活動（食）　　回数：838回，活動延人数：1,005人，指導人数：12,372人

　　　　　　（運動）　　回数：144回，活動延人数：217人，指導人数：7,181人

（8）連携・地域への拡がり

・エリア連絡会で全会員と対話することによって，連携がとりやすくなった。

・地域活動を行うことで，保育所や小学校，老人大学や老人クラブなどへ活動範囲が拡がった。

（9）課　題

・健康づくりリーダー養成講座（食生活改善推進員・運動普及推進員の養成）未受講会員の受講
〔受講率（食）47.2％，（運動）100％〕。

・健康増進計画の目標達成に向けて，関係団体・地域と連携のとれた取り組みの推進

Index
さくいん

現場で役立つ公衆栄養学実習

2015年3月31日　第一版第1刷発行
2023年2月13日　第二版第1刷発行

著　者　橋本加代・福田典子・木林悦子
　　　　中出麻紀子・嶋津裕子・林　宏一
　　　　郡　俊之・竹市仁美・千歳万里
　　　　伊藤裕美

発行者　宇野文博
発行所　株式会社　同文書院
　　　　〒112-0002
　　　　東京都文京区小石川5-24-3
　　　　TEL (03)3812-7777
　　　　FAX (03)3812-7792
　　　　振替　00100-4-1316

DTP　稲垣園子
印刷・製本　中央精版印刷株式会社